知られざる日本漢方のチカラ

菅原 健
SUGAWARA TAKESHI

JN010070

幻冬舎MC

はじめに

「漢方」と聞いて思い浮かぶイメージは人それぞれです。「体に優しい」と好印象をもつ人がいる一方、「すぐ効く気がしない」「どこにどう効くのか、よく分からない」そんなふうに思っている人も少なくないはずです。

20年以上、漢方治療を専門としている私には耳の痛い言葉ですが無理もないと思っています。なぜなら今、日本で行われている漢方治療はかつて行われていた本来の漢方治療とは大きく異なるからです。

一般的に、漢方とは一連の生薬やそれによる治療全般を指します。漢方は不調を起こしている源流があるとの考えに基づいており、目に見える症状に合わせて対応するのではなく体質や体内環境まで見極めて処方します。体の状態を総合的に判断したうえで独自の処方技術に則って薬を選ぶため、漢方薬は効果を発揮しますが、そのポテンシャルに気づいている人はまだまだ少ないのが実情です。

漢方には大きく分けて二つの流れがあります。一つは中国で成立した理論体系重視の「中医学」に基づく治療であり、もう一つはその中医学成立以前の古代中国医学をルーツとしつつも江戸時代までの日本で独自に発展を遂げた「日本漢方」に基づく治療です。

日本漢方の大きな特徴は実践重視の処方運用であり、江戸時代の先人たちは多くの口伝を残していますが、その考え方の基になるのは「六病位」です。これは、病を位別に分類して治療を進めてゆくための指標になるもので、単一の病のようであっても「六病位」に則った病気の進行段階によって処方を適切に変えてゆくことができます。これにより、がん、アトピー、リウマチ、認知症状といった慢性疾患や未知の難病を改善に導くことが容易になります。

しかし、明治時代に西洋医学が重用され医学として認められなくなるなどの弾圧を受けた経緯もあり、今の日本では残念ながら日本漢方を熟知し実際の診療に用いている専門家はほとんどいなくなってしまいました。代わりに中国で生まれた「中医学」が日本でも本格的に用いられるようになり、伝統医学である日本漢方を知らない人が多い状況になっています。

私は約20年前に日本漢方と出合い大学病院で漢方外来を担当後、自分のクリニックを開業してからの約10年で1万3000人以上の慢性疾患や難病に苦しむ患者を日本漢方で治癒・改善に導いてきました。そのなかには、西洋医学による治療では経過が思わしくないとのことでほかのクリニックや総合病院から紹介された患者も多数含まれます。また口コミが広まり関東圏以外から通院する方もいます。

たくさんの効果が期待できる「日本漢方」をもっと多くの人に、「日本人による日本人のための、日本人に効く漢方」があることを知っていただきたく、本書の執筆に至りました。

本書では日本の漢方（和漢）とは何かを中医学や西洋医学との考え方の違いもふまえてひもときつつ、私のクリニックでの例も紹介しながら診断や治療の特色をお伝えします。

一般の人が自分の体調管理や健康維持・増進に活かせるノウハウも織り交ぜましたのでぜひ役立ててもらえたらと思います。

本書が漢方に少しでも興味をもっている人、漢方を自身や身近な人の病気の治療に役立てたいと考えている人の座右の書になれば、これ以上の喜びはありません。

知られざる日本漢方のチカラ　目次

［第2章］ 漢方の成り立ちと独自に発達した日本漢方の特徴とは

[第5章] 日本の漢方が難治性・慢性疾患の患者を救う

第1章

即効性がない、体質改善するだけ、あくまで治療の補完的役割
誤った処方が「漢方」のイメージを低下させている

漢方は「西洋医学の補助」ではない

近年における西洋医学の発展には目覚ましいものがあります。遺伝子医学や再生医療に代表される革新的な分野の研究が進み、新しい治療法が次々と確立され、新薬の上市も盛んに行われています。

しかしそのような西洋医学の進歩をもってしても、すべての病気を治癒に導けるわけではありません。それどころか日本では高齢化が進み、糖尿病や高血圧症などの、生活習慣病と呼ばれる慢性疾患を複数抱える患者が増え続けています。

また、未知のウイルスや薬剤耐性菌の感染症、自己免疫疾患など、社会生活の過度なストレスや環境、気候の変化などにより以前は見られなかった新たな病態も出現しています。

さらに原因不明の不定愁訴やメンタル不調も西洋医学ではこれといった治療法が確立されておらず、十分なケアを受けられずに苦しんでいる患者は大勢います。

こういった西洋医学では対処しきれない難治性の病気を、漢方は回復へと導くことができるのです。

しかし本書のテーマである漢方は、西洋医学に比べ最先端医療の舞台にはなかなか話題にのぼってくることがありません。

漢方自体は、少なくとも日本の医療ではすでになじみのある治療法だと思います。医師の8割は漢方薬を処方したことがあるとの調査結果も出ています。医療機関で漢方のエキス剤と西洋薬を一緒に出してもらったことがある人も多いと思います。

漢方薬は医療用漢方製剤と呼ばれる公的保険が適用され、医療機関で処方される薬もあります。ドラッグストアなどでも一般用漢方製剤といって、厚生労働省の認可を受けた漢方薬を入手することも可能です。また、漢方を中心に扱い、保険適用外の薬の販売も行っている漢方薬局もあります。

しかし、このように身近な存在になっているにもかかわらず、いまだ漢方に対し一般の人のみならず医師も多くの誤解があると、漢方専門医の私は思っています。

漢方と聞けば多くの人は、昔からあり変わらないもの、悪くいえば古くさいイメージをもたれがちです。民間療法に近いもの、と思っている人もいるかもしれません。ましてや最新鋭の治療法を駆使するような難治性の病気と漢方は、どうも結びつかない、と感じている人も少なくないのではないかと思います。

漢方に対する多くの誤解のなかでも、本書でまず解消したいのがこうしたネガティブなイメージです。世間一般には、漢方＝体質改善に使われるもので、効き目が穏やかなため、気長にのみ続けないと手ごたえが得られない、といったイメージが浸透しているように思います。

医学や薬学の教授さえも、漢方の効果はあいまいであると評する人もいます。

そのような人に私が、「病院に何年も通い続けているリウマチの人が、漢方で2週間もしないうちにけろっとした」とか「認知症状が進んでもうろうとした寝たきりの高齢者が、1カ月で意識がはっきりし会話できるようになった」とお話ししたら、おそらく十中八九、疑いの眼を向けられますが、これらはすべて私のクリニックで本当に起こったことなのです。

私が開業して10年、今では口コミで毎日のように「ほかでは治らなかった」と、さまざまな病気を抱えた患者が来院します。その数たるや、10年間でカルテが1万3000枚を超えました。なかには何年もつらい思いをしてきたのに、数カ月ほどでどんどん快方に向かうケースも少なくなく、最初は「漢方で本当に良くなるの？」と半信半疑だった人も皆驚いています。ここでは、そういった驚きの回復のケースを3つ説明します。

【症例1】　リウマチ（60歳女性）

Aさんは60歳の女性で、私のクリニックを受診したときには膝関節のリウマチが進行しまったく歩けない状態でした。痛い、痛いとしきりに訴え、顔色も悪く問診にもまともに答えられないほどつらい様子が見て取れました。

以前は近所の整形外科医院で、抗リウマチ薬を中心としたいわゆるリウマチの標準治療を受けていました。血液検査を行ったところ、薬の作用によって、リウマチの活性度を表すリウマトイド因子の値は抑えられているのですが、同時に赤血球数も減っていることが分かりました。これは薬の副作用の一つである骨髄抑制（骨髄の働きが低下することで、これにより血液が生産されにくくなる）によるものではないかと思われました。

赤血球が少ないと、体に酸素を運んだりエネルギーを作り出すのに欠かせない鉄が不足する鉄欠乏性貧血となり、疲労感や体の痛みが増したり頭が働かなくなったりするなど、全身に悪影響を及ぼします。そこで副作用反応が疑われる西洋薬を一切やめてもらい、漢方治療に切り替えました。

2週間が経ち、血液検査ではリウマトイド因子の値が上昇していますが、これは西洋薬をやめているので想定の範囲内です。一方、赤血球数は上がったり下がったりを繰り返しながらも少しずつ増えてきているのが分かりました。これは鉄欠乏性貧血が改善されつつあることを表しています。Aさんも、以前より体を動かすのが楽になったと話していました。

そしてさらに8週間が過ぎた頃から、赤血球数が上昇を続けるようになったのです。それだけではなく、抗リウマチ薬を一切使っていないにもかかわらずリウマトイド因子の値が下がってきたのも驚くべき大きな変化でした。つまり、漢方治療のみでリウマチの進行を抑えることができているのです。

Aさんはますます元気になり、表情もどんどん明るくなってきて私の質問にもはきはき

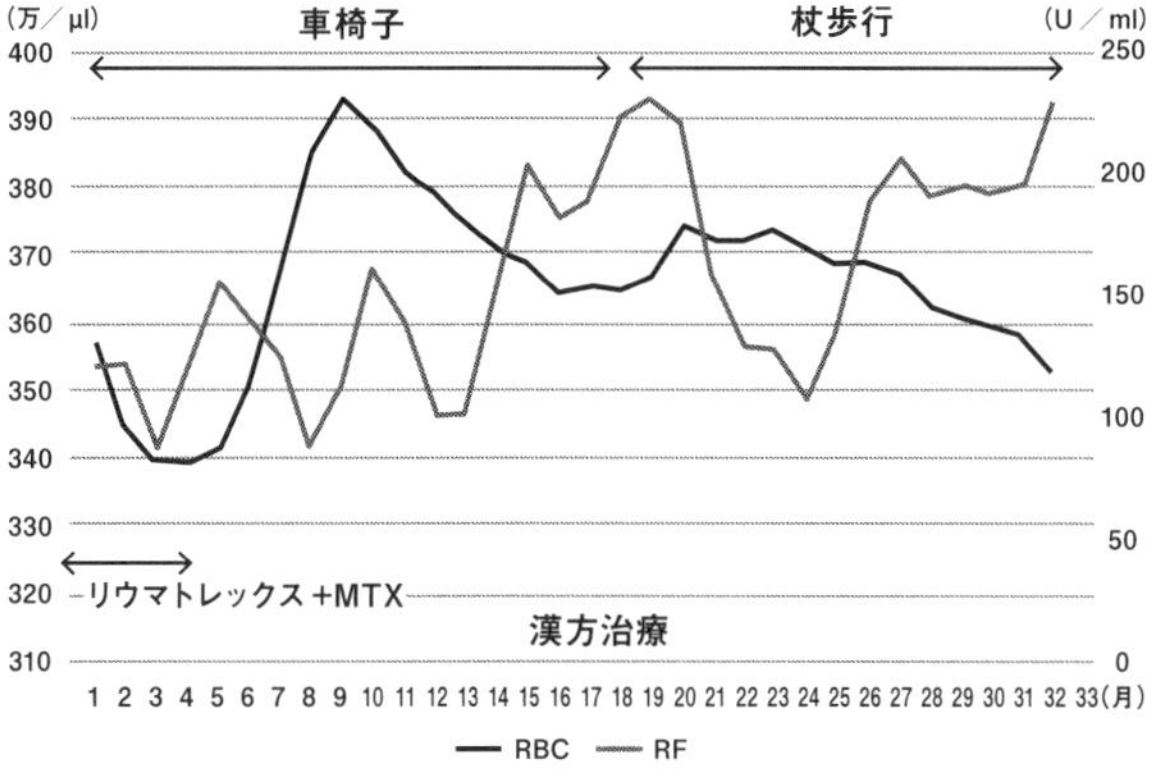

と受け答えできるまでになりました。あれほど痛がり、まったく動かせなかった膝の状態も、少し動かすくらいなら痛みがさほど気にならない程度まで軽快してきたのです。

「歩けるような気がします」とAさんが言ったのはそれから間もなくのことでした。長い間車椅子生活で、もう一生そのままかもしれないと以前の担当医からは言われていたAさんでしたが、漢方治療を開始して約3カ月後、杖で支えつつも自分の足で立ち、歩けるようになったのです。

痛みは多少あるものの、歩くのに支障が出るほどではありませんでした。喜んだAさんはそれからひんぱんに外へ出掛けるようになり、家族や友人と食事をしたりカラオケに行ったりしたそうです。初診時からはまったく想像がつかないほど元気になったＡさんは、その後歩き過ぎのため膝に水がたまり、別の病院で外科手術を受けることになったのですが、その際、診察した整形外科医は「漢方でここまでリウマトイド因子が下がった症例は今まで見たことがない」とたいへん驚いていたそうです。

【症例2】　胸部の腫瘍（60代男性）

県内の大きな病院の医師がＭＲＩの画像データを持って相談に来ました。Ｂさんは60代の男性で、外見はやせ型なのですが、持参した画像データをみると胸部から腹部にかけて直径二十数センチメートルはあろうかという巨大な腫瘍が映っていました。その大きさたるや横隔膜を貫くようにして胸腔内から上腹部にまたがっており、腹部大動脈をほぼ完全にふさいでいるほどでした。

血流は側副血行路《そくふくけっこうろ》と呼ばれる、自然にできた回路によってようやく保たれていたものの、胃腸をはじめ臓器が圧迫を受けており、そのためにBさんはほとんど何も食べられず、このまま何も手を打たなければ命に関わるであろうことが予測できました。

外科手術をしようにも腫瘍が大き過ぎて困難であるとのことで、西洋医学では手の施しようがない、たいへん深刻な状態だったのです。

漢方ではこのような腫瘍を瘧母《ぎゃくも》と呼び、なんらかの感染症を患ったあとに免疫細胞が起こした反応が瘢痕《はんこん》組織《そしき》（損傷した組織が修復される過程でできる、かたくひきつれたような繊維状の組織）となって塊を形成すると考えられていますが、これほど大きいものは今までに私も見たことがありませんでした。

ただ、昔の漢方の医学書には瘧母に対する治療が書かれていますので、それに従い薬を投与したところ、なんと食事がとれるようになりました。

2年経った今も存命で、瘧母と共存しながらもほかに病気を患うこともなく元気で過ごしています。

この症例では前の2例よりも少し詳しく、日本の漢方による治療の説明を入れています。一般の方には見慣れない言葉が出てきますが、読みながらなんとなくでも漢方による診察や処方はこのように行われるのだなとイメージをつかめるのではないかと思います。

【症例3】 脳性麻痺（16歳女性）

Cさんは16歳の女性で、脳性麻痺のため足首が内反しており立つことができず、移動は車椅子で行っています。精神的にもびっくりしやすく、身長も小学校低学年並みしかありません。

初診時の主訴は月経痛が強いということでした。漢方の診療方法で手首の脈をみると、下腹部と対応する脈が締まって硬くなっており、主訴どおり下腹部に原因があることや、漢方では瘀血《おけつ》と呼ばれる、血流が滞っている状態であることが示されました。そこで、たまった血液の排出を促す作用のある、桃核承気湯《とうかくじょうきとう》という漢方を処方したところ、翌月の月経時には痛みがなくなっていました。

初診から1カ月後の再診時に再び脈をみたところ、締まって硬くなっていた脈が、実脈といって力があり動きの大きい状態に変化していました。これは癇症といって気のたかぶりを表しています。そこで私はピンときて、もしかしたらCさんは歩けるようになるかもしれないと、江戸時代の医学書に遺されていた今でいう脳性麻痺への処方をCさんにも行ってみたのです。併せて癪に対して効く灸も、古い医学書に書いてあるとおり行ったところ、数週間後につたい歩きではありますが、自分の足で立ち、歩けるようになりました。

　これには本人はもちろん、ご両親が言葉で言い表せないくらい喜んでいました。それまでずっと車椅子だったのがまさか歩けるとは夢にも思っていなかったそうです。今はリハビリに通い、歩ける距離を少しずつ伸ばしているようです。

正しい治し方を知らないから治せない

　奇跡的にうまくいったような症例をチャンピオンケースと呼ぶことがありますが、ここに挙げたのは、そんなまれにしかみられない特別な著効例では決してありません。いずれもほかの医療機関では経過が思わしくなく、難治化や慢性化してしまった症例です。私のクリニックにはこうした状況に陥った患者が数多く訪れ、ほとんどが漢方治療によって改善しているのです。

西洋医学でさじを投げられた病気が、数週間～数カ月の漢方治療で軽快していくなどという話は、めったに聞かないと思います。

しかしなぜ私のクリニックでは治癒へ導けるのかというと、それは私が日本の漢方という正しい治し方に基づいた治療を行っているからです。

日本の漢方とは、約2000年前に中国で確立していた伝統医学が5～6世紀頃日本に伝わったあと、国内で独自の発展を遂げた医学です。ルーツは中国にあるものの、江戸時代を中心に多くの医家が実際の治療で用いながらよりよい方法を論じ合う、といった形で体系化されていきました。

その医学が、これだけ科学の進んだ社会でも病気の治療に応用できるのです。

このことは、時代がどんなに変わっても人が病気になるとき体内で何が起こっているかはそうは大きく変わらないということを暗に示しています。一見、昔はなかった病態が現代にぽっと出てきたようなそんな症状があったとしても、日本の漢方を実践してきた先人たちの教えをひもとけば、同一あるいは近似の病態とそれへの対処法が遺されており、そのやり方で治療ができるのです。

ところがそのような病気で苦しんでいる人にとって救世主となり得る日本の漢方は、実は正しく伝承されておらず現代において実践している医師もほんのわずかしかいません。

裏を返せば今の日本では、日本の漢方という正しい治し方が知られていないから、漢方の本来の力が発揮されておらず、治せる可能性があるものも治せないのです。漢方薬を現代医学的に使ってしまうと、まったく効果が得られない場合すらあることを、少なくとも漢方を処方するすべての医師は知っておかなければならないと思います。

正しい漢方治療がされていなければ当然、治せる症例も増えていきません。そのためいつまで経っても、漢方はあまり効かない、ゆっくりとしか作用しないなどといったイメージがついてまわり、治療に対する誤解が払しょくできないという悪循環に陥っているのです。

問診だけで処方がそもそもの間違い

現代日本において漢方薬は、医療機関でどのような使われ方をしているのか、一般の方にはなかなか伝わっていない部分だと思います。

漢方薬は、保険収載されているものであれば、医師なら誰でも処方できます。たとえ漢方の考え方に基づいた診察の仕方を知らなくても問診を行い、患者から症状を聞くだけでも薬を出すことはできるということです。

先ほど８割の医師が漢方薬を処方したことがあると話しましたが、その際「西洋医学の診断または西洋医学の診断に漢方の知識も加えて」処方するとの回答が９割近くにのぼっています。

しかし現実はどうかといえば、漢方の知識がほとんどなくても処方されているケースがほとんどです。日本の国家資格としての医師免許は西洋医学に準拠したものですので、たとえ漢方の知識がまったくない医師でも、処方そのものはしてもいいことになっているのです。実際、漢方は医学部での履修科目の一つになっているとはいえ、漢方を専門に学ぶところでない限りごくわずかな時間しか割り当てられません。西洋医学の先生方が、漢方の医学書を目にする機会はその人が個人的に強い興味をもたない限り、まずないと思われます。

漢方と現代医学とでは、病気に対する考え方や診断・治療方針、薬の成り立ちなどがまったく違います。そう考えると、漢方の知識を加えるとはいっても、質量ともに十分とはいえないのが実状といわざるを得ません。

そのような状況下で漢方薬が処方されても、患者の利益になるわけがない、というのが私の考えです。

そもそも、今の日本の医療現場は常に時間に追われています。３分診療などと揶揄されるように、一人ひとりにかけられる時間が非常に限られており、患者からゆっくり話を聞くこともままなりません。症状を聞いて直感的にこれは漢方が合う、と判断できれば試しに処方してみる、という診療の仕方になってしまいます。

例えば頭痛で受診したとして、脳などに異常がなければ機能性頭痛（病気を原因としない頭痛でほとんどは原因不明）と診断され、鎮痛薬で様子を見ます。そのときにもし患者から「冷えるんです」とか、逆に「しばしばほてる」などの訴えがあり、西洋薬では適した薬がなさそうなときに、漢方を使ってみますか、となるのではと思います。

しかし漢方は本来、脈やお腹などを診る漢方特有の診察結果に応じて処方されるものです。その診察の仕方を知らなければ、正しい薬を出すことはできません。

問診で患者の症状を把握することももちろん大切です。しかし患者の自覚している症状が病気のありかを正しく教えてくれるとは限りません。これは西洋医学でもよくあることで、狭心症で肩がこるとか、目がよく見えなくなるのが脳梗塞の前触れとかいくつもあります。

そういったことは当然、西洋医学の医師も分かっていますから、重篤な病気の可能性があれば、知識の乏しい漢方を出すことはありません。さらにいえば、これは緊急性が高くはないだろう、つまりはすぐに治らなくてもいいだろうと判断したものにしか漢方は出しません。自ずと、漢方が処方されるのは、間接的に症状をとる助けになるような体質改善を目指す目的に限られてきます。

つまりは医師側も、漢方に対して高い治療効果を求めてはいないのです。あくまで治療の主軸は西洋薬であり、漢方はあくまで補完的なもの、と区別しているのです。

結果的に、巷には体質改善とか、長くのまないと変わってこないような症例だけが漢方の適応例として知られるところとなり、そうしたケースにしか効かないかのように誤解されてしまっているのです。

漢方を、漢方の使い方で使うという当たり前のことが、残念ながら今の日本の医療ではほとんど行われていません。

表立った症状しか見ないから、正しく治せない

西洋医学的な考えによる漢方処方で最も大きな問題なのは症状に対応した処方しかできないことです。

症状の出ているところを画像検査しても血液検査してもなんの異常も見つからないことはよくあります。頭痛や肩こりなどはその一例です。その場合、たとえ原因不明であっても症状だけで病名がつけられ、その症状に対しての治療が行われる、それが西洋流です。

しかし漢方は症状を起こしている源流は必ずある、との考えのうえに成り立っていま

す。源流とは、たった一つの原因という意味ではなく、症状を起こしている体質や体の中の状態も含めた体内環境全般の状態を指します。それらを見極めずして表に出ている症状に対応する漢方薬を出しても効かないのです。

また、複数の症状がある場合、「そのなかでいちばん早くとりたい症状は？」と患者にたずねることも西洋医学での治療の場ではよくありますが、これも漢方薬の処方においては問題です。診療をきちんとせず、優先順位を患者に決めてもらっているようなものだからです。

いちばん早くとりたい症状＝今いちばんつらい症状なのだから、先に治療するのは当たり前、と思われるかも知れませんが、実はこれも西洋流です。正しい漢方の診療を行えば、一つの薬で両方の症状を同時にとることも可能ですし、症状が出ていない場所にアプローチすることで症状が消えることもままありますが、西洋流はそれをふまえていないので、漢方を使っても思うような効果は得られません。

誤った知識や運用では漢方薬の力を十分に発揮できないばかりか、場合によっては体に害を及ぼすこともあるのです。

表立った症状に対する処方しかしないと、どのように誤った治療になるかを具体例を挙げて説明します。

〈便秘〉

便秘は日常的によくある不調の一つです。医療機関では何日も排便がないと便秘症として治療の対象になり、緩下剤が処方されることがほとんどです。漢方薬では、大建中湯がよく知られており、西洋医学の病院で漢方を処方するところはたいていこの薬が出されます。しかし、お腹を温めて排便を促すという大建中湯の作用を正しく理解して処方されているかどうかは疑問です。そのくらい、便秘症には大建中湯とステレオタイプに知られてしまっている節があるからです。

例えばお腹が張って腸閉塞を起こしかけている場合、温めることでぜんどう運動を促すことができるのでこの薬は向いていますが、便秘にはほかにもさまざまなタイプがあり、腸が炎症を起こして腫れているような場合は温めるのはかえって症状を悪化させてしまいます。また、のぼせてしまっているタイプにも温める作用のある薬は適していません。この場合は熱をとりさる別の漢方薬（大黄牡丹皮湯など）のほうが合っています。

しかし、西洋医学の医療機関ではどのタイプであっても便秘症とひとくくりにしかとらえないので、出した薬が合わない、ということが起こるのです。

〈食欲不振〉

胃腸の症状も日常的によく起こるものの一つです。西洋薬には消化を助ける薬はあっても、直接的に食欲を増進させる作用のある薬はないため、食欲がないとの訴えには、漢方薬を出されることが多くなります。

西洋医学の医療機関では、六君子湯《りっくんしとう》という漢方薬が食欲不振に対して出されます。確かに六君子湯には、胃に食べ物が停滞して先に流れていかないときには良い適応となりますが、同じ食欲不振でも、胸のあたりにつかえた感じや苦しさがあって食べられない場合は、別の漢方薬（人参湯など）が適しています。また、なかにはお腹が異常に冷えて胃粘膜が腫れ、消化活動が滞ることもあります。この場合は真武湯《しんぶとう》という漢方がよく効きます。

つまり、六君子湯は食欲不振の一部の症状にしか効かず、それを見極めるにはやはり漢方の正しい診療が必要であるということです。しかしほとんどの医療機関では行われていません。

〈月経困難症〉

漢方でよくいわれる、体格によって合う薬が違うというのも実は大きな誤解です。

婦人科の漢方薬で有名なものの一つに桂枝茯苓丸《けいしぶくりょうがん》があります。月経不順や月経前症候群（PMS）、更年期障害など月経にまつわる不調に広く処方されています。

一般的に、桂枝茯苓丸は体格の良い人に適していると考えられており、やせて体力がない人には加味逍遥散《かみしょうようさん》などのほかの漢方薬が検討されることも多いのですが、これは日本の漢方の考え方でいえば誤りです。

桂枝茯苓丸は、実は月経困難症への作用は最も穏やかであり、中等度以上の症状にはほとんど効きません。具体的には、お腹を漢方の診察法で診て、瘀血（血流が悪いこと）による血の塊がなければ桂枝茯苓丸でも治せるのですが、塊があるような瘀血の場合は桂枝茯苓丸では到底歯が立ちません。

つまり体格が処方の決め手になるわけではなく、お腹の診察によって判断されるべきなのですが、そのこと自体も、ましてや診察の方法も西洋医学の医療機関には知られていないので治らないか、何カ月何年とのみ続けないと変化が分からないといったことが起こってくるのです。

漢方は中国だけの医学ではない

それでは、漢方クリニックや漢方薬局でなら正しい考え方に基づく処方をしてもらえるのかというと、注意が必要です。

日本には漢方薬の処方を中心として治療を行う医療機関や、漢方薬や生薬をメインに扱う薬局も数多くあります。もともと漢方が好きで、漢方治療を行うクリニックで治療を受けたことがある、あるいは漢方薬局で薬を買っているという人もいると思います。それでうまく治ればよいのですが、あまりしっくりこなかったという声も少なからず聞きます。

実は、日本の漢方クリニックや漢方薬局は中医学と呼ばれる中国の伝統医学に基づいた診療や処方を行っているところが多いのです。日本の漢方も、ルーツは中国にあるため中医学と考え方が共通している部分はかなりありますが、日本でいわれる漢方とは日本人が独自に発展させてきた医学であり、中医学とは別の学問です。

しかしこのことは世間一般にはよく知られていません。ほとんどの人が漢方はどうせ中国の医学に違いないからと、日本の漢方と中医の違いについて聞いたことがないのではないかと思います。

中医学は病気や治療法を陰陽五行説、気血水理論、臓腑論を駆使して現状の病態をどう理解したら良いか、どう説明したら良いかということ、つまりは理論体系重視で構築されており、それゆえ優れた医学ではありますが、ともすると理論優先になってしまうので、その理論と実際の治療をリンクするのがとても難しく、かなり経験を積んだ中医師でない限りは最も正しい処方を選ぶことができないという事態が生じます。実際学会などでは理論派の中医師同士が激しい理論の応酬を繰り広げるあまり騒然として一向に結論が出ないような場面を見たり、未熟な中医師が理論不足でやり込められたりしているような場面に遭遇することがたびたびあります。

漢方薬は漢方薬局に限らずドラッグストアなどでも手軽に入手できますが、パッケージに記されている文言や添付文書にある症状が一見自分に合っているようでも、漢方の正しい考え方に照らし合わせると言葉不足だったり誤解を招きやすかったりして、必ずしも適切に選べていないことも少なくありません。またこれが中医学の考えをベースとした説明になっていれば一般人にとってはなおいっそう難しい内容であるはずです。

例えば風邪のひき始めにいいといわれている漢方薬で有名な葛根湯《かっこんとう》を中医学的に説明しますと、葛根湯が使われる病態は風寒感冒《ふうかんかんぼう》であり寒邪犯肺《かんじゃはんぱい》でかつ風寒束表《ふうかんそくひょう》兼《けん》胃熱《いねつ》の病態であるので治療は辛温表解《しんおんひょうげ》で生津舒筋効果《しょうしんじょきんこうか》もある葛根湯がよいとなります。今私が書いた内容にも異論がある専門家の先生は必ずいると思いますがそれはさておき、葛根湯一つとっても中医学というものがかなり難解な理論先行型の医学であることがお分かりいただけると思います。かたや古方を重視する日本の漢方は六病位の位どりを基準としながら定症をもとに処方を決定します。例えば太陽病と位が定まり、うなじが強張り汗無く悪風ならば和漢の医者ならば誰でも葛根湯と答えます。非常に分かりやすく統一性があるように感じられますが、それだけ脈や腹診などの診断の正確さに重きがおかれ、より実地技術の正確さが求められることになります。

第2章

漢方の成り立ちと独自に発達した日本漢方の特徴とは

日本の漢方の歴史

漢方の起源は今から２０００年以上前の漢～三国時代に完成したといわれる古代中国医学にあります。

張仲景という後漢時代の医家によって記されたとされる医学の古典書『傷寒雑病論《しょうかんざつびょうろん》』は、のちに感染症をはじめとした急性疾患を扱う『傷寒論』と慢性疾患を扱う『金《きん》匱《き》要《よう》略《りゃく》』の2部に再編されましたがともに今もなお、漢方を志す者の必読の書であり、研究対象となっています。この功績から張仲景は中国医学の祖とも呼ばれています。

この頃の中国ではほかにも、『黄帝内経《こうていだいけい》』『神農本草経《しんのうほんぞうきょう》』などが著され、漢方の処方はこれらによってほぼ完成されたといわれます。

日本には、奈良時代以前に遣唐使や遣隋使により、『傷寒論』をはじめとした医学書や薬などが持ち込まれたとされています。当時は僧侶が医療を行っていましたが、平安時代以降、医師が職業として確立されていきました。

鎌倉～室町時代になると、当時中国の宋で傷寒論を基本としながらもさらに研究や実践の成果をふまえ考証が加えられたさまざまな医学書が日本にも入ってくるようになりました。これも影響し、この頃に外科や産科、眼科などの専門医も現れたとされています。

なお、当時の宋は、印刷技術が発達したことを受け、それまでの手書きの時代よりも膨大な情報を書物にすることができるようになったという背景があります。

その後、中国が明の時代になると、交流や貿易が盛んになり、日本から明へ、医学を学ぶものが大勢留学したと伝えられています。そのなかの一人、田代三喜は、のちに日本の漢方の基礎ともいえる、後世派と呼ばれる医学を伝えたとして、日本の漢方の歴史のなかでも重要な人物の一人とされています。

中国から渡ってきた医学は、ともすると思想や理屈にこだわり、目の前の患者にとって本当に役立つかどうかの視点が欠如しがちなきらいがありました。それを後世派以降の、江戸時代に活躍した多くの医家たちは、中国の医学の理論に基づきながらも、臨床、つまり患者に実際に漢方を処方していくなかで、どんな症状にどの処方がどの程度効くのかを検証し、治療として成り立つ医学にまで高めていったのです。

この経験主義的な考え方は、のちの江戸時代に日本の漢方の主流となる古方派、さらに折衷派へと受け継がれることになります。

古方派は『傷寒論』を最も良しとする一派で、永田徳本や名古屋玄医という医家によって提唱されました。中国で明の後期に、宋の時代の医学への批判と『傷寒論』への回帰の気運が高まり、それが日本にも影響を与えたとされています。

一方、経験重視の考え方も日本では尊重されていますので、『傷寒論』に書いてあることを治療を通して実証していき、効果のあるものを後世に伝えていこうとする動きが盛んになりました。

この頃は今でも研究対象となる、多くの著名な医家が現れています。後藤艮山《こんざん》、香川修徳、山脇東洋、松原一閑斎は古方の四大家といわれていました。

江戸初期にあたる1600年代後半~1700年代前半、日本はそれ以前よりも平均気温が4℃ほども低くなるという、有史始まって以来の寒冷期を迎えていました。後藤艮山はこの時代、『傷寒論』にいちはやく注目し、温泉と灸を多用したと伝えられています。

また山脇東洋は1754年に日本で初めて人体解剖を行い、『蔵志』という書物を著したことで知られています。この解剖図を見ると、人体の表（浅いところにある組織）と裏

（深いところにある内臓や骨）が分けて表されており、日本の漢方特有の六病位（詳細は第４章参照）が意識されているのではないかと推察されます。山脇東洋以降、日本の漢方が中国の古典医学（今の中医学）と分かれ、独自の発展を始めたというのが現在日本東洋医学会で提唱される考えです。

なお、京都の古方派の産科医である賀川玄悦は、世界で初めて母体内での胎児が頭を下にしていることを発見したと伝えられています。それまでは、胎児は子宮内では頭を上に位置し、陣痛が始まると一回転して頭が下に向かうと考えられていました。ただ当時はなかなか信用してもらえず、玄悦とほぼ同時期に同じ発見をした米国の医師の著書によって、正しいと周知されるようになったとも伝えられています。

古方派で日本の漢方の発展に大きく貢献した人物は、江戸中期の京都の医家　吉益東洞といえるでしょう。吉益は古方派とされながらも「患者が治ればよし、効くものはなんでも取り入れる」といったリベラルな思想の持ち主でもあり、のちの折衷派との架け橋のような役割も果たしたと考えられています。万病一毒説（病気も毒で起こり、薬もまた毒である）をはじめ数々の医説を唱え、『類聚方《るいじゅほう》』、『方極《ほうぎょく》』といった実証的な医学書や、実証に基づき薬草の効用をまとめた『薬徴《やくちょう》』など、多数の著作を遺しました。

江戸後期にかけては、吉益の弟子である和田東郭が折衷派の名医として知られるようになりました。和田は『傷寒論』を尊重しながらも、それだけでは治せない病もあるとし、その弱点は後世派などほかの流派の考え方も取り入れるべき、と主張しました。和田が遺したとされる有名な言葉に「一切の疾病の治療は古方を主として、その足らざるを、後世方等を以て補うべし」というものがあります。和田は師の吉益の教えに、必ずしも忠実に従ったわけではなく、納得がいかないことがあると当時大名医といわれた吉益にさえも論戦を挑んだと伝えられていますが、この言葉からは患者が治ればよしとした吉益の考えを継いでいることがうかがえます。

吉益よりもさらに柔軟に、処方の実践的な運用を重視し、古方派以外の処方理論も取り入れた和田の治療法は、今風にいえばバランスが良く万人に受け入れられやすかったことから、江戸後期～末期には彼を師と仰ぐ医家が多数現れ、当時の日本の漢方の主流となりました。

和田が１８０３年に没したのち、京都で名をあげたのが有持桂里です。有持は三角了察（法眼）のもとで、19歳から3年間学び開業しました。実績をつみ１８１２年には知恩法親王の侍医になるなど、名医として知られるようになりました。

吉益東洞を尊敬していた有持は、和田と同じく『傷寒論』の理論で後世派の処方を運用する折衷派の医家として、実際の治療に役立つ処方をさらに追求していきました。治療の原則は『傷寒論』を受け継ぎながらも、処方は日本や中国の多くの書物を参考にし、『傷寒論』での不足を補い、よりよい治療法の確立に医家人生をささげたのです。

その有持が行った医学講義を弟子の八谷子良が筆記した『方《ほう》輿《よ》輗《げい》』と、のちに有持自身がそれを校正した『校正方輿輗』と呼ばれる処方取扱書は、今でいう診療科別に症状とそれに対応する処方の奥義が克明に著されており、その内容は今の時代にも十二分に通用するものです。なお、方は薬、輿は今でも「玉の輿」などで使われるように、乗り物の意味をもちます。そして輗は人や牛が引く車の前に突き出た2本の木材の間に横木をとりつけるためのくさびのことで、医者が処方を自由に取り回すことを意味します。

なお、『校正方輿輗』は全15巻に及ぶ長編で、これまで現代語による解説が出ていませんでした。しかし日本の漢方を語るうえで非常に重要な書物であり、この内容を後世に伝えなければ日本の漢方は正しい理解が進まぬまま途絶えてしまうと私は以前から危機感を抱いていました。そこで２０２１年より、私自身が解説を手掛ける決心をし、『月刊漢方療法』（たにぐち書店）において２０２２年時点で婦人門（産婦人科編）と小児門（小児科編）が完了、また婦人門は単行本となって出版されています。連載は目下進行中であります。江戸時代の優れた先人たちの教えを遺すため、ライフワークとして取り組んでいます。

折衷派の考え方は江戸後期には幕府が設立した医学校である江戸医学館にて研究の対象となりました（考証学派とも呼ばれます）。

一方、江戸中期以降には、オランダから入ってきた蘭学も広まりつつあり、これとの融合を試みた漢蘭折衷派も現れました。

代表的な医家の一人に華岡青洲がいます。華岡は吉益東洞の子、南涯に師事し古方派を学んだあと、大和見立《けんりゅう》という蘭学の医師のもとで外科手術を習得しました。その経験を活かし、世界で初めて漢方による麻酔剤を使った全身麻酔下での乳がん手術を成功させたのです。華岡清州のすばらしいところはその麻酔法を広めたことであり、華岡の麻酔技術は瞬く間に全国に拡がり、この当時の日本ではすでに全国で当たり前に全身麻酔による外科手術が行われていました。江戸時代の医療を扱ったマンガなどでは猿ぐつわを噛ませて痛みを我慢させながら手術をしているように書かれていますが、それは間違いです。このように江戸時代の医学はその当時の蘭学よりも大分先を行く医学だったのです。

　こうして江戸時代に次々と興った後世派、古方派、折衷派は時代により流行ったり下火になったりの波はあれど、併存しながら江戸末期まで日本の漢方の体系化を進め、普及に貢献したといえます。江戸末期における代表的な医家には、古方派は尾台榕堂《ようどう》が、後世派は浅井国幹が、折衷派には浅田宗伯などがおり、多くの著作を遺しています。

　江戸時代には民間にも広く浸透した日本の漢方は、明治時代に入ると一転、存亡の危機に立たされることになります。開国とそれによる海外文明の流入を背景に、明治政府が西洋医学こそ世界のスタンダードであるとの見解のもと、１８６９年にドイツ医学を模範とし、これを前提とした各種の医療制度や体制がつくられていったのです。１８７５年には医師免許規則が布告されましたが、取得条件から漢方医学は外され、現役の漢方医はその一代限りをもって医業から退くこととなってしまい、医学教育課程からも姿を消してしまったのです。

当時も浅田宗伯をはじめ著名な漢方医は多数おり、当然、政府の方針に強く抗議しました。しかし、議会に漢方医にも引き続き医師資格を認めるよう継続願を出すも、否決されてしまいます。

かくしてこれ以降しばらくは、民間レベルで細々と継がれるのみとなり、衰退の一途をたどっていくことになったのです。

こうした不遇の時代に、西洋医学の限界を感じていた一人の医家が立ち上がりました。長野県出身の医師、和田啓十郎です。和田は上京後、西洋医学を学びながらも吉益東洞の著書を読み漢方に深い興味をもち、漢方医のもとで修業を積みました。そして約20年に及ぶ漢方研究の末、西洋医学との比較を交えながら、漢方の正当な評価や研究の必要性を主

漢方の発展と衰退

江戸時代

漢方は江戸時代に発展し、後期には徳川幕府の江戸医学館で研究・実践される。
しかし、明治政府の新医事制度により西洋医学優先となる。

後世派《ごせいは》	古方派《こほうは》	折衷派《せっちゅうは》	漢蘭折衷派《かんらんせっちゅうは》
唐・宋以降の書籍をよりどころにする一派	江戸中期に起こった古典回帰による一派	古方派と後世派を調整し、中間をとる一派	オランダ医学と、日本伝統医学を融合した一派

明治

医事制度の改革

明治9(1883)年に布告された医術開業試験の科目は、すべてが西洋医学
明治21(1895)年　国会第8議会にて漢医継続願の改正法案が否決

張した著書『医《い》界《かい》之《の》鉄椎《てっつい》』を世に送り出します。

この本に啓発され、日本の漢方復興に力を注いだのが石川県七尾市出身の医師、湯本求真です。湯本は全3巻におよぶ『皇漢医学』という本を著し、日本の漢方がいかに優れているかを体系的に明らかにした功績で知られています。これを機にふたたび、昭和の時代に入って漢方が見直されるようになりました。

しかし残念ながら現代の漢方治療は、江戸時代に隆盛を極めた日本の漢方から大きく変容しているといわざるを得ません。

今、病院で公的保険制度の適用を受けて処方される漢方エキス製剤は、1976年に保険収載され、公的保険での処方が認められました。これに伴い複数の製薬メーカーが市場に参入し、いうなれば漢方薬の知名度向上および販促強化の動きが活発になりました。保険でのエキス製剤だけでなく、ドラッグストアなどで販売される市販薬も数多く登場してきました。

薬に限ったことではありませんが、多くの人に知ってもらい使ってもらうために、できるだけシンプルかつキャッチーな打ち出し方を戦略として行うことはよくあります。できる限り平易な言葉で分かりやすく説明し、興味をひくメッセージがあると広まりやすいという考え方です。

江戸時代に行われていた、一人ひとりの病態に合わせた処方はあまりにも個別性が高く複雑でもあり、本来はとてもそういった手法では説明しきれません。しかし漢方薬の知名度を高めるために製薬メーカーや学会などが動いた結果、例えば風邪のひき始めは葛根湯というような、症状と処方を結び付けた最大公約数的な解釈が広まるようになってしまったのです。

もっとも、こうした分かりやすい啓発が誤ったイメージを一般に植え付けるもとになったとはいえ、漢方薬の知名度自体は上がり、またがん治療などの分野で、西洋医学と漢方薬の併用の研究が進むなどの動きもあり、悪いことばかりではなかったとは思います。ただ、日本の漢方の考え方に基づいた運用がされていないために、ここ数十年ほどで西洋医学が飛躍的に発展したことを受け、漢方治療は相対的に使われなくなっていき、体質改善であるとか、西洋薬の副作用軽減などの西洋医学の補完的な立場に甘んじているのが実状です。

一方、国際化の波を受けて中国からも、中国国内で培われていた伝統医学や独自の解釈をもった医学が入ってきました。同じ生薬を使う治療でも、基になる理論が江戸時代に完成されたものとは違うのですが、それを重用し研究対象にしたり、世に広めたりする医師も現れるなどし、いつのまにか主流として根付いてしまったという印象があります。

日本国内での臨床（実際の治療）を２００年も積み重ね、日本で効く処方が集約された日本の漢方があるのだということをぜひとも知っていただきたいと思います。

西洋医学との違い

　漢方医学を語る際、必ずといっていいほど言及されるのが西洋医学との違いです。よく西洋医学は臓器を診て、漢方では人全体を診ると言われますが、それは薬のつくり方の違いから起こっているというのが私の考えです。

　そもそも西洋薬も漢方薬も、起源をたどれば自然界にある植物や動物を原料とした、いわゆる生薬です。意外に思われるかもしれませんが、西洋医学でもかつてはすべての医薬品が生薬でした。

　しかし技術の発達により、生薬の成分が単離（一つひとつを分離すること）できるようになると、ある疾患に対する有効成分を明らかにする研究が進み、生薬を丸ごと使うのではなくその有効成分だけを使って薬がつくられるようになったのです。

　アスピリンがヤナギの皮から単離されてできた解熱鎮痛薬であることはよく知られています。ヤナギの皮は紀元前から痛み止めに使われていたと伝えられていますが、19世紀に有効成分が明らかになり、皮そのものを治療に使うのではなく単離した成分を製剤化しアスピリンとして流通するようになったのです。

現代ではその生薬の成分と同一の分子構造をもつ化学物質を、人工でつくる方法がとられていますが、基本的に単一の成分で構成され、単一の病気や症状に対して効かせることに変わりはありません。

こうした性格から、西洋薬においては自ずと、人ひとりがもっている疾患が多ければ多いほど、薬の種類は増えるということになります。

一方、漢方薬は真逆で、複数の生薬を調合つまり混ぜ合わせてつくられます。すべての漢方薬は、2種類以上の生薬で成り立っています。例えば葛根湯なら葛根・麻黄《まおう》・桂枝《けいし》・芍薬《しゃくやく》・甘草《かんぞう》・生姜《しょうきょう》・大棗《たいそう》の7種類の植物生薬を原料としています。生薬は鉱物や動物に由来するものもありますが、大半は植物由来です。

手に入りにくい薬草のようなイメージをもたれるかもしれませんが、例えば代表的な薬味である生姜、紅茶やお菓子に使われるハッカ、染料の原料にもなるベニバナなど、普段の生活にもなじみがある身近な植物も数多く使われています。先の葛根湯も、葛根は風邪の民間療法として有名な葛湯に使われる葛の根ですし、甘草は菓子などの甘味料として利用されている植物です。桂枝はシナモンで紅茶や菓子にスパイスとしてよく使われますし、大棗はナツメのことで、これもよく知られている食材です。

こうした生薬由来の原料を、単独ではなく複数組み合わせてつくるのが漢方薬の特徴です。調合する生薬やその割合は２０００年以上前の古書に記されており、現在でもそれに則って製造されています。

かたや単離、かたや調合というこのつくり方の違いが、効かせ方やひいては治療の考え方の違いを生み出しています。さらには人体や健康に対する考え方の違いも、薬のつくり方の違いによるといっていいのではないかと思います。

西洋薬は効かせたい病気や症状にピンポイントに作用を発揮するよう発展してきました。裏を返すと、ターゲットではないところまで薬が作用すると、副作用として好ましくないということです。

例えば頭痛に効く西洋薬が、もし胃腸にも作用してしまうとそれは副作用になってしまいます。痛みが出たり潰瘍ができたりしてはよろしくないわけです。そこでできるだけ頭痛だけに効かせるため、薬の成分が胃腸に及ぼすメカニズムを明らかにし、関与する物質を割り出してそれを阻害する新たな作用を薬に組み入れることで、薬の胃腸への影響、すなわち副作用を抑えるといったように開発が進められていくのです。このように、サイエンスの進歩を背景としどんどん細分化していくのが、創薬にみる西洋薬の大きな特徴といえます。

がん治療薬のなかで今最も注目され、開発が進められている一つに分子標的薬があります。これも生体や、がんがつくりだす物質などから特定の分子だけに効かせる設計で、効果を高める一方、副作用を抑えようという薬です。西洋薬はいまや分子に対応し得るまで成分の単離が技術的に可能なレベルになっているのです。

一方、漢方は複数の生薬の作用で複数の部位や臓器を一緒に良くしていき、病気を治すというのが治療の基本的な考え方です。西洋薬はどんどん効かせたいターゲットを絞っていくのに対し、漢方は一度に複数のターゲットに効かせようとする間口の広い設計なのです。

漢方では、例えば頭痛と腹痛のある人が両方を治したいときに適応する薬もあります。

このことは裏を返すと、胃が悪い人は頭痛を起こしやすいことを示しています。漢方の基礎医学では常識であり、むしろ、胃を放っておいて頭痛だけ治すのは、体のしくみからして理にかなった治し方ではないのです。

では、胃が悪いから頭痛になるという知識はどこにあるかというと、これこそが先人が著した『傷寒論』や『金匱要略』『薬徴』といった数々の医学書です。これらに漢方の処方や適応が詳しく書かれており、くだけた言い方をすれば使い方の教科書になっているのです。

これが漢方の基礎医学であり、昔の人が使用経験を積み重ねたことによる臨床的知見が集約されていることが、漢方薬の特徴でもあります。

例えば風邪を引いた場合、西洋薬では咳や痰、のどの痛み、発熱、頭痛といった諸症状ごとに薬を処方する必要がありますが、漢方なら葛根湯一剤ですむこともあるのです。

漢方では、一つの生薬を増強する別の生薬を配合することもあります。一つの生薬だと葉っぱをたくさんとらないと効く成分が確保できないときに、増強するような別の生薬を

症状に合わせた薬選び

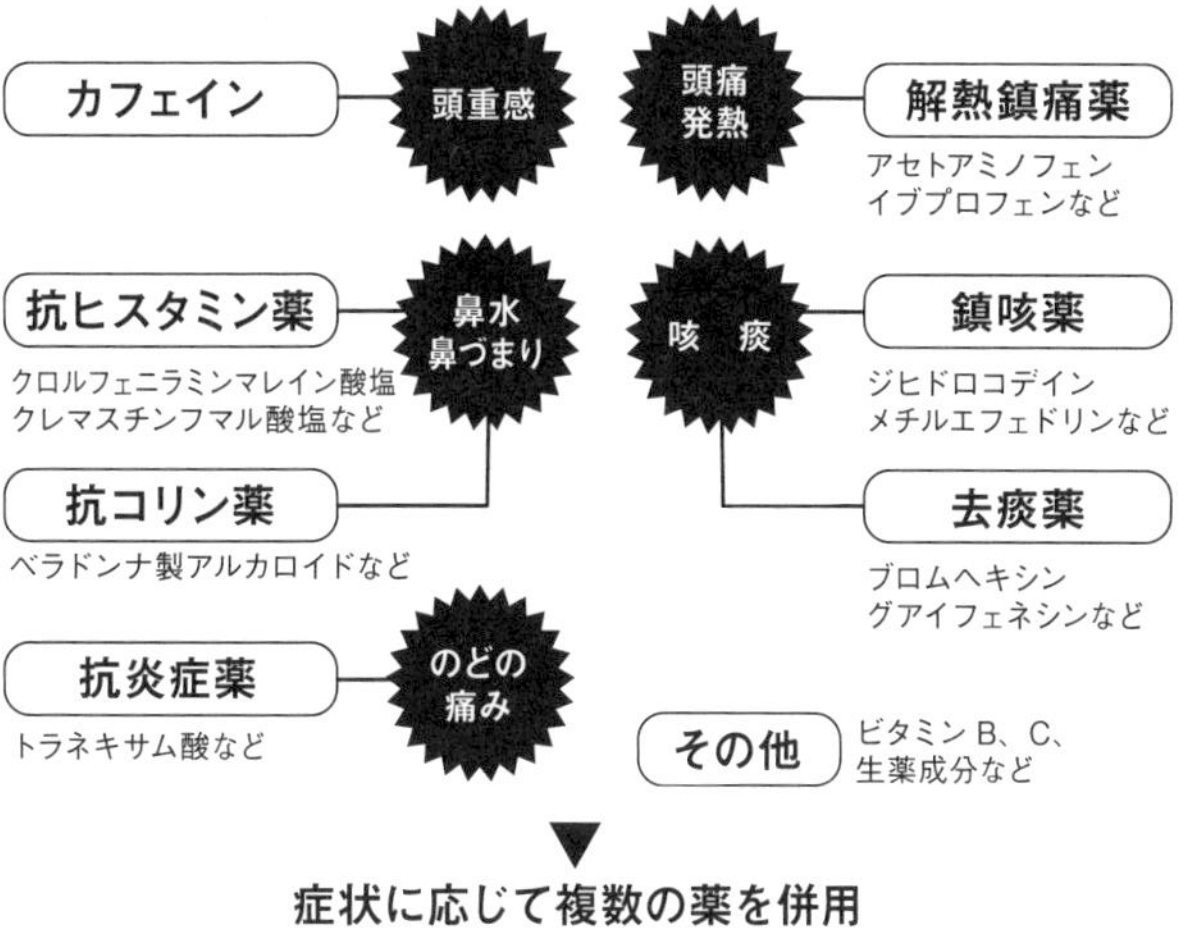

葛根湯の効能

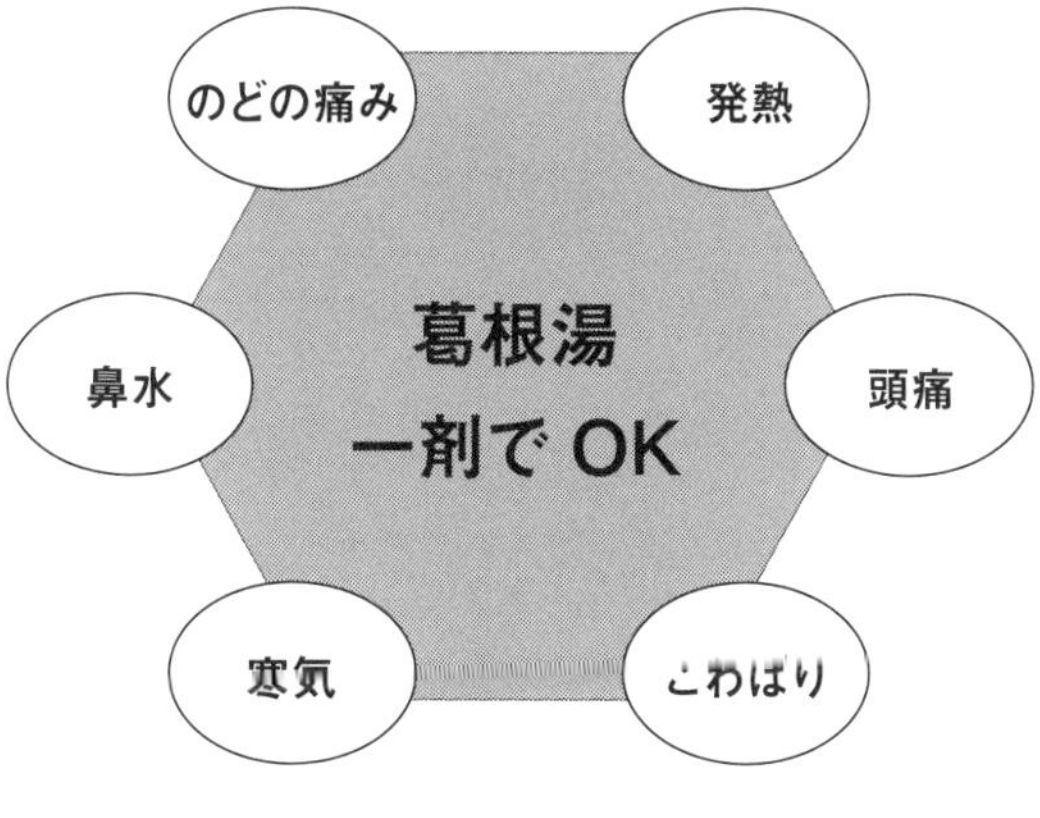

配合することがあります。

また、漢方薬にはかつて国内でこれを用いた殺人事件が話題となったトリカブトのような、そのまま使うと毒性の強い生薬を原料とするものもあります。そうした薬には修治という操作を加えて弱毒化したり作用を弱めるほかの生薬が配合されたりします。生薬の力で薬としての作用を調節することもできますし、複数の臓器に効かせることもできるというわけです。

それに対し西洋薬は、製剤として完成されている薬そのものの作用を強める発想はなく、服用量を増やすという方法をとります。しかしそれは同時に副作用も強めることになってしまいます。それを抑えるために別の薬を処方する、といったように量や種類が増えていくことになります。

患部にとらわれず、全身を診て原因を特定

漢方による治療は、患部以外の状態が不調や病気の原因になることもあるという考えのもと、症状が起こっていたり異常が認められたりする局所のみに注目するのではなく、体

全体を観察し、不調や病気を起こしている根本的な原因を探ります。なお、全身といっても頭からつま先までくまなく診る、ということではなく、漢方では全身の様子が表れるポイントを診ます。それがよくいわれる脈であり、お腹であり、舌であったりするのです。

例えば脚気という病気は、西洋医学ではビタミンＢ１欠乏症の一つとされています。神経障害をきたし手足に痛みやしびれが出現し、筋力も衰えるというのがおもな特徴です。しかし、実は脚気にビタミンＢ１剤を処方しても改善しないケースは多々あります。そもそも脚気の原因がむくみという病態であり、それが心臓にも障害をきたすことがあるからです。

心臓は心内膜と心外膜に覆われていますが、その内膜と外膜の間に水がたまってしまうと全身がむくんでしまい、それが足においては神経障害となって表れると考えることができるのです。西洋医学では脚気が重症化すると心臓に水がたまり心不全を起こすとの解説も見られますが、そもそも水がたまりやすい体の状態が先にあり、それが脚気となって表れるというのが漢方の考え方です。

そのような、もともとむくみがある脚気の人には、そのむくみが改善されなければどんなにビタミンB1剤を投与しても治ることはありません。

一方、むくみのあることが分かったとして、余分な水分を出そうということで利尿剤を処方しても実は良くなりません。というのもこの場合のむくみは、心臓の膜と膜の間、つまり組織間にたまっている水分が原因ですから、まずそれを血管のほうへ誘導する必要があるのです。ところが西洋薬の利尿剤には、あくまで血管内の余分な水分を尿として排出する作用しかありません。組織間の水分を血管へ引き込み減らすことはできないのです。

一方、漢方で体の余分な水を排出する薬は利尿剤ではなく利水剤といえます。漢方の考え方では、組織に余分な水がたまりむくんでいるような状態を水毒といい、これを治療するのに水を血管の中へ戻す作用をもつ漢方を処方するのです。具体的には五苓散、苓桂朮《りょうけいじゅつ》甘湯《かんとう》、猪苓湯《ちょれいとう》、木防已湯《もくぼういとう》などがあります。

こうして心臓の心膜間にたまった水が抜ければ、体のむくみがとれて足の神経の圧迫もとれ、脚気も改善に向かいます。これは、利水剤にしかできないことです。そして西洋薬には利水剤に相当する薬が今のところありません。したがってこのケースでは、漢方薬を使う以外、根治に導けないということになります。

逆に、漢方薬には西洋薬の利尿剤にあたる薬が実はありません。そのため血管内の余分な水分を出す必要がある場合は、私も西洋薬の利尿剤を使います。

日本はいわゆる縦割りが好きな国です。役所でも学校でも会社でも、業務別、役割別にグループをつくり、そのなかで切磋琢磨する、そんな風潮が色濃くあります。医療もそうで、眼のことは眼科、胃のことは消化器科、手足のことは整形外科、など臓器別に診療科が分かれているのが伝統スタイルです。昨今は総合診療科といってなんでも診ますよ、というところも出てきてはいますがまだまだ少数です。

そうするとどんなことが起こるかといえば、頭痛と腹痛のある人が治したいと思うと脳神経科を受診して頭痛薬、消化器科を受診して整腸剤、といったように臓器別に医者にかかってそれぞれ薬をもらいます。ご高齢の方でたくさんの薬を処方される人は珍しくありませんが、年を重ねるとさまざまな病気にかかりやすくなるので、西洋医学的な考え方では病気になった場所が増えればその分薬がどんどん多くなります。

ですが、もし頭痛の原因がお腹にあったとしたら、お腹に適切な薬を処方すれば頭痛も治るという論理になります。でもそのつながりに対する知識がなく、頭とお腹をそれぞれ別の医師が診ていたら、そういう発想にはなりません。

西洋医学にはよくあることで、たとえ漢方を処方する医師だとしても西洋医学的な診察をしていては頭は頭、お腹はお腹から抜け出せないということです。

木を見て森を見ずということわざがあります。細部にとらわれ大局を見失うと失敗するといういましめですが、病気も木を見て森を見ずでは治せません。人全体を森とすれば、そのなかの一部の木が傷んでいるのは目についてもそこだけ見ているのでは森全体を健全な状態にすることはできない、ということです。

このことわざは特に東洋医学ではよく用いられる例えのようにも思います。全身を診ることの大切さを説いており、一般の方でも漢方や東洋医学にちょっと興味があったり、多少かじったりしていれば、理解や共感ができると思います。

ただ私は、これにもう一歩、踏み込んだ解釈を加えたいのです。

ここでいう森とは何かといえば、日本漢方の考え方では傷んでいる木以外の木、という意味だけではないと思っているのです。

例えば木を養っている土も、森の一部です。降り注ぐ雨も日差しも森をつくります。気温がどうか、風通しや水はけはいいのか、そこまで見て初めて森を見るといえるのではないかと考えています。

土の栄養状態はどうかとか、ほかの木の根がじゃましているのではないかとか、水はけが悪かったり日当たりが良くなかったりで傷んでいるのかとか、木を育み森をつくっている周辺環境にまで広く目配りしないと、正しい判断がつかないということです。そして、病気を起こす問題があったら木だけといわず、土でも水でも日差しでも踏み込んでいき解決していく、という発想です。

しかし、現代医療では、全体のなかで目立つ傷んでいる木しか見ていないので、そこだけなにか手を打ってもさして変わらないこともありますし、手を加えたらもっと病気が広がってしまう恐れもあり、根本的な解決にはなかなか至りません。周囲の木も見ていないのですから、ましてや土や水などの環境面にも目を向けようがない、というのが現代の西洋医学なのではないかとすら思います。

重症肺炎が3日で治癒へ。新型コロナにみる西洋医学との違い

２０１９年の終わりに突然、中国の武漢で発生した肺炎は、のちに新型コロナウイルス感染症（以下　新型コロナ）と呼ばれ瞬く間に世界を席巻する事態になりました。特に初期の頃は日本でも重症肺炎を起こし亡くなる方が相次ぎました。

私は国の医療体制が決まるまでの数カ月、新型コロナと思われる症状を呈する多くの患者を診察した経験から、西洋医学との治療アプローチの違いが如実に表れたのがこの新型コロナへの対応であると考えています。

実は日本で新型コロナが流行る前の２０１９年の年末、高熱を出し激しく咳込んでいる患者を診ました。漢方の診察で脈を診ると（脈診）、少陰病特有の沈遅の脈であり、つまりは組織や臓器の内部に水毒という病気の原因が見られ発熱しますが、むしろ冷えが主の所見が得られました。普通の発熱性疾患は脈浮の太陽病なのでこれは単なる風邪ではないと判断しX線検査をしたところ、肺の広範囲が真っ白になっており、かなり重症度の高い

肺の水腫を起こしていることが分かりました。
漢方では肺の内腔は少陰の位にあたりますから、脈診による見立てどおりの画像所見です。

治療は漢方の考え方にしたがい、少陰病に対応する真武湯という漢方薬を処方しました。そうしたところ、呼吸困難の一歩手前といっていいほど苦しがっていた患者が、咳もおさまってきて顔色が良くなり、三日後の診察で同一人物とは思えないほど改善しました。

西洋医学の治療アプローチでは、こうした場合、初診時に画像検査を行っても肺炎で高熱と咳が出ているからと、解熱剤と咳止めを処方しています。解熱鎮痛薬は漢方の分類では発汗表解薬であり、太陽病に対する薬なので、漢方で考えれば明らかな誤治（誤った使い方）です。つまりはその処方の出し方では病態が悪くなってしまう可能性があるのです。また肺の少陰水腫はそのまま治せないでいると必ず肺癰《はいよう》になり、肺に膿がたまる病態になることが金匱要略に書かれてあります。そうなっては助かる者も助からなくなってしまいますので、まだ水腫のうちに治療してしまうことが求められます。

手当が早く、特有の六病位に基づいた治療を正しく行えば、重症度の高い一見重症肺炎のような水腫でも漢方ならすぐに治療可能です。

それから数カ月後、今度は世界中に蔓延し多くの死者を出したデルタ株の感染と思われる症状も数例ですが診る機会がありました。

デルタ株の場合、流行初期の新型コロナで水腫になった少陰位よりも病気の原因はさらに体の奥にあります。つまりは厥陰《けっちん》という体の最深部といえる領域に、仮熱という熱がこもっている状態が共通してみられました。通常の風邪であれば、熱は手で額を触って分かるように体表近くにあり発汗表解薬で汗をかくようにすれば下げることができますが、体の奥の熱は、そうはいきません。西洋医学の解熱剤は、病気の原因が体表に近い領域にある場合に効く薬なので、熱があるからといってこのケースで使っても奏効しないばかりか体深部の潤いを奪い、かえって仮熱を増長させてしまうということになります。

この場合の漢方の処方は、厥陰位に対応する薬で涼膈散《りょうかくさん》という黄連解毒湯《おうれんげどくとう》の類方が適しています。この薬は清熱剤と呼ばれ、厥陰による熱を鎮める作用があるのです。コロナ禍においてはデルタ株のためにあるような薬といっても過言ではありません。江戸時代の和田東郭も東郭醫話《いわ》で流行病には大分涼膈散の適応になることがあると述べていますが、まさにこれでした。しかもこのような効き方をする薬は残念ながら西洋医学は今のところありません。私のクリニック単一施設での臨床例ではありますが、新型コロナのように常に変異して姿を変えながら襲ってくるウイルスの治療における漢方のポテンシャルは軽視できないものがあると確信しています。

たった一つの理論で、万病を診ることができる

西洋医学は臓器や組織別に膨大なガイドラインがあり、専門に分かれています。脳なら脳、心臓なら心臓、足なら足の治し方がそれぞれ、別々にあります。

それに対し日本の漢方は、たった一つの理論しかありません。患者全体を診る、というと医師がたった一人で、たくさんの理論を駆使しないと診られないような印象を与えるかもしれませんが、実は日本の漢方においては、全身のどこを診るのにも、たった一つの理論で事足りてしまうのです。

そんな万病の治し方の集大成が六病位です。日本の漢方では最も重要な考え方で、人間の体内においてさまざまな症状を引き起こす病気の源（漢方では病邪と呼ばれることがあります）がある場所を六つに分け、その場所と状態に応じた処方を行うという考え方です。

急性疾患にもよく効く

漢方薬を処方する場合、私が漢方薬に期待するのは即効性です。

漢方薬に即効性というのは意外に思うかもしれませんが、実際に自分自身が風邪にかかったときなどは、漢方薬を使ってあわよくば翌朝までに治すことを目指します。

何年ものみ続けないと体が変わっていかないというような、一般的な漢方のイメージとはかけ離れているので、驚いた人もいるかもしれません。しかしむしろ漢方は急性疾患の治療が得意なのです。そもそも世界最古の医学書ともいわれる『傷寒論』は、感染症による急性疾患に対する治療法をまとめたものです。今ほど衛生状態が良くなかった時代、薬がすぐ効かなければ即、命に関わるのが感染症の怖さです。つまり当時から漢方薬には即効性が期待されていたのです。

西洋医学で手づまりになった慢性疾患も根治が目指せる

もちろん疾患によっては、数カ月～年単位で服用し続けないと改善に導けないものもあります。慢性疾患や難治性と呼ばれ、西洋医学で手を焼いてしまうようなものが該当します。ただしそれでも、西洋医学では完治せず症状をコントロールするにとどまるような病気が、漢方治療でめきめきと改善し、薬をのまなくてもよくなるような状態にもちこめることは、多々あります。

これも一般的な漢方は体質を改善するもの、というイメージにとらわれていると、手ごわい病気が漢方で治るなんてありえないと思うかもしれません。それもこれまでの西洋医学の病院で行われてきた、漢方の処方の仕方がそうしたイメージをつくってしまったものだと思います。日本の漢方の考え方で治療をすれば、驚くほど著効する病気はたくさんあるのです。

中国4千年の歴史に疑問符

漢方と混同されやすいのが中国の伝統医学とされる中医学です。一般の人から見れば、日本の漢方も中医学も使っている薬は共通していますし、区別がつかない人が多いと思います。

日本の漢方も中医学も、中国の古代医学をルーツにしている点では共通しています。しかし日本に中国の古代医学が入ってきてからは、それぞれの国で研究や実践が進むにつれ、考え方や運用は少しずつ変わっていきました。

中国では古代医学が成立後さまざまな流派が生まれ、だんだんと本質が変容していきました。日本では江戸時代に始まった儒学の復古運動と相まって最も古い時代の医書である『傷寒論』、『金匱要略』が盛んに読まれたため六病位が当たり前に定着を遂げ、それより新しい時代の処方は漢方でもその古い時代の考えである六病位の中に組み入れて柔軟に理解してゆくというある意味おおらかな進化の仕方をしました。一方中国医学は黄帝内経素問《そもん》霊枢《れいすう》を基礎として古代の中国医学を残らずすべて説明し得る壮大な理論体系を組み立ててゆくという進化の仕方をしてゆきます。これは中華人民共和国成立直後に興った「弁証論治《べんしょうろんち》」運動によるものであり、以後中医学は他の介入を許さない強固な理屈をまとった理論重視の医学へと変遷してゆきます。これには清末期から中華民国時代の間に数回の中医学排斥運動が起きたり、その後の１９６０～１９７０年代にかけて中国全土に広がり大きなパラダイムシフトを起こした文化大革命でも廃止の危機に立たされたりと、常に中医廃止の流れと戦い続けて勝利していかなければいけなかったという背景があるのでしょう。それでも中国の伝統医学を守り抜くという強い意思が感じられます。それゆえ理論は極めて難解で強固なものへと武装するかのような進化を遂げたのかもしれません。そして現代中医学はこの弁証論治運動以降新しく構築された１９５０年代以降の中医学を指します。そうなると必ずしも中国の医学は伝統的とはいえず、かえって日本の漢方のほうが古代の考え方に忠実のようにさえ思えます。世間的には区別されにくい日本の漢方と中医学ですが、このようにベースとなる理論が違うため、実際の治療における処方も違ってきます。街で漢方クリニックと同じような看板を掲げていても、日本の漢方で治療するところと、中医学で治療するところとでは出される薬が違うことが多々あるのです。そして互いにどうしてその薬を出すのか分からないなどと議論になったりすることもしばしばあるわけです。

現代の医者に最も多い「マニュアル漢方医」

現代の漢方には日本漢方と中医学があるという話を書きました。これはそれぞれ違った進化を遂げながら研鑽を積んできたれっきとした学問ですが、実は今現在最も一般的な漢方医学は俗に「マニュアル漢方医」といわれる新しい流派であります。あるとき、私のクリニックに50代の女性がむくみとだるさを訴え受診しに来ました。一見して水がたまっていると分かる、いわゆるぽっちゃり体形をしており、めまいもすると言って目の焦点が合っていない様子も見受けられました。

日本の漢方の診察に則り脈を診ると、むくみ特有のすべるような感触と、しかし勢いはなくわずかに拍動をふれる程度の細い脈を感じたことから体の内腔に病気の原因がある少陰病と判断し、それに対応し冷えとむくみをとる真武湯という薬を処方しました。

真武湯は附子《ぶし》という生薬が含まれる代表的な薬です。附子は体の余分な水分を取り除き冷えを改善する作用に優れており、江戸時代の医家、吉益東洞が自身の著書『薬徴』のなかで、「附子の効能は湿を追う（追い出す）」と述べています。

その女性は遠方から来られた方だったので、通院の便を考え、次回はここに行って経過を診てもらってくださいと、住まいに近い漢方専門医院と名が付く医院に紹介状を書きました。ところが2週間後、その女性は再び私のクリニックにやってきました。理由を尋ねると「紹介先の医院へ行ったところ、私にはこの処方は出せないので、元のクリニックに戻ってくださいと言われました」と言われたのです。その医師は、真武湯はやせ型で体力のない人に出すべき薬であり、いわゆるぽっちゃりした体形には防風通聖散《ぼうふうつうしょうさん》という別の漢方が合うはずだと言い張り譲らなかったそうです。

しかしその女性は、初診時に処方した真武湯で2週間のうちに見違えるほど改善しており、再会時に同一人物とは思えなかったほどです。むくみも減り、元気に動けるようになりましたと、とても喜んでいました。

紹介先の医師は、どうしてこの処方でむくみがとれるのか理解できなかったようですが、それは漢方薬を普及させやすいようにというメーカーの裾野を拡げる運動の一環で、イラストや漫画でパンフレットを作り、一見名のある先生などを使ったりしながら啓蒙活動した結果ですが、漢方を標榜している医者や専門医のなかにもその能書きのような標語を真に受けて診察している者がかなり多くいます。もしかしたら今の日本ではそのような医者が最も大多数を占めているかもしれません。そのような医者は六病位も気にしませんし弁証論治も行わないで、メーカー推薦のパンフレットに書いてある絵入りの分かりやすいストラテジーに則って処方を決定します。これだと患者さんにも説明がしやすく、自分も勉強の労力を減らせるので便利ではありますが、治療に導くことは難しいでしょう。

たとえば防風通聖散を例に挙げると、この薬は体表や粘膜表面の熱を発散させて体を冷やす作用があります。この女性の場合は、体の中に冷えがあることが診察で分かっていましたから、そのような薬でさらに熱を放出してしまえばますます冷えて状態が悪くなってしまうのは明らかです。

防風通聖散は肥満改善の市販薬にもあり、漢方薬のなかでは比較的知名度が高いと思われますが、パッケージにはやはりぽっちゃりした水太りで便秘しがちの人へ、というように書いてあるようです。しかし体形などの分かりやすさだけで、適切な漢方薬を選べると考えるのはやや安易ではないかと疑問を感じずにいられません。

２０２２年の10月頃よりコロナウイルスはオミクロン株というものに変異し、やっと通常の感冒やインフルエンザと同じように太陽病で発症する形態に戻ってきました。太陽病で発症する疾患に対しては通常の解熱剤や麻黄湯、葛根湯のような発汗表解薬が有効になります。するとどこかの研究結果で「葛根湯と小柴胡湯加桔梗石膏《しょうさいことうかききょうせっこう》を合方にして使えばコロナウイルスに有効」という情報が出回りました。その結果日本全国でコロナウイルスならばなんでもかんでも葛根湯合小柴胡湯加桔梗石膏が処方され、なんと日本の市場から医療用漢方製剤が消えてしまうという事態が起きました。その二つの漢方薬を買い占めれば葛根湯が不足するのは分かりますが、むしろその二種類の漢方薬よりも他の漢方薬のほうが手に入らなくなったのです。漢方製薬メーカーの説明では、他の漢方薬を作るための製造ラインをその急に需要が高まった二種類の製造のために充てたのがその原因とのことでした。結果少陰病で発症する老人に多い感冒に有効な麻黄附子細辛湯《まおうぶしさいしんとう》や、皮膚と粘膜に症状が出る感染症に有効な防風通聖散といった漢方薬が手に入らなくなりました。このオミクロン株であっても虚弱体質の老人などには葛根湯でなく麻黄附子細辛湯のほうが必用であり、マニュアル診療の結果その薬が入手できなくなったのです。こうした事態が二度と起こらないことを願います。

日本の漢方は攻めの治療

日本の漢方、中医学とも病気の原因に対処し治癒させることを本治《ほんち》といいます。そして中医学には、補剤中心でゆっくり体質改善しながら自己治癒力を高め、それで病気を退散させることが本治であるという考え方があり補法こそ本治ともいわれています。補剤とは文字が示すとおり、不足している気血水を補う薬で、一般にも比較的知られているものに補中益気湯《ほちゅうえっきとう》、十全大補湯《じゅうぜんたいほとう》、人参養栄湯《にんじんようえいとう》などがあります。

一方、日本の漢方でも補剤を用いることはもちろんあるのですが、それが直接、病気を治すという考え方はありません。病気を治すのは、あくまでも六病位に基づき割り出した病気の原因に直接効く薬にほかならず、診察で見極めたらそこをピンポイントでとらえる治療を行います。

江戸時代の医家である吉益東洞は万病一毒説を唱え、毒を駆逐すること（逐毒）が治療である、との概念を広めました。ターゲット（毒）をとらえたら回り道はせず毒をめがけて一直線、最短で効かせる処方を行います。だから、即効性があるのです。

日本漢方はいうなれば短期決戦型、攻めの治療が特徴なのです。漢方には長期間にわたり薬をのみ続けて、ゆっくりと治すイメージがついていますが、日本の漢方は、思い描いている漢方のイメージよりもずっとアグレッシブで、切れ味の良い治療効果が期待できる治療法なのです。

日本の漢方の基本知識

漢方には周知のとおり、現代の日常生活にはなじみのない言葉や言い回しも多くあります。そこで日本の漢方を理解するにあたり、最低限知っておいてほしい用語の意味などをまとめました。

用語は中医学と共通しているものも多いのですが、意味が少し違い、中医学にはない日本の漢方独特の概念もあります。

なかでも、これまでにも幾度か登場した六病位は、日本の漢方にとって治療のバックボーンとなる考え方です。

気血水とは

漢方のことはあまりよく知らなくても、気血水という言葉を見聞きしたことがある人は多いと思います。人間が生きていくうえで不可欠とされる体内の要素で、過不足なく、かつスムーズに循環していると健康が維持されると考えられています。

気は元気、気力といった言葉にあるように、人の生命力の根源となるエネルギーを指します。血は文字どおり血液、そして水は体内の水分のうち血液を除いたものを指します。なお、水は体内に保持される水と体内を巡る水の２つの概念があり、後者を津液《しんえき》といいます。

この３つがそれぞれどのような状態になっているかで、患者の今の体内環境を表します。例えば不足している状態は虚が使われ、気虚、血虚などと呼ばれます。気虚は簡単にいえば気力がない、元気の出ない状態であり、血虚は血液不足で貧血を起こしているような状態を指します。

不調があるとき、これら3つのいずれかまたは複数に異常が生じていると考えられます。

気血水は多過ぎても不足しても、また滞ったり逆流したりしても不調や病気の要因となります。気血水はしばしば生まれつきの体質を表すものととらえられがちですが、病気や不調があるときとないときでは気血水のバランスも変わりますし、変わることが不調や病気のもとになり得るのですから、気血水は常に変動しているととらえるほうが自然です。

例えば女性の月経困難症は血が滞る瘀血、のぼせや激しい咳は気が体の上へと逆流する気逆によるものが多い、というように、不調と気血水の乱れはほぼリンクしています。それを治療することにより正常に近づければ、不調も快方に向かうということです。

代表的な気血水の異常

・気虚《ききょ》：気が足りない状態

・気鬱《きうつ》：気の巡りが滞っている状態

・気逆《きぎゃく》：気の流れが逆流してしまっている状態
・血虚《けっきょ》：血が足りない状態
・瘀血《おけつ》：血の流れが滞っている状態
・水滞《すいたい》：水が偏在・停滞した状態

気血水の考え方は中国の伝統医学が日本に入ってきた頃から存在していましたが、江戸時代の医家である吉益東洞が目に見えない気の存在を否定したために治療の理論として用いられなくなるなど混乱が生じ、昭和の漢方復興時に改めて構築されました。

しかし生理学的な定義はあいまいな部分もあり、今なお流動的といえます。

患者の体力、虚実

虚実という言葉も漢方に興味のある人にはなじみがあると思います。文字から虚＝弱い、実＝丈夫とイメージする人も多いかもしれません。

確かに現代では、虚とは病に抵抗していく体力の衰えている状態、実とは病に抵抗する体力の充実している状態であり、一般にがっしりした頑強な体格の人を実、虚弱な体格の人を虚とするという考え方が複数の書物で示されています。

しかしこの解釈は長い日本の漢方の歴史のなかでも、ごく最近いわれるようになってきたもので、かつては病邪が活発なさまを実、勢力が弱くなれば虚との解釈がされており、今でも中医学ではこの概念に基づいているようです。

また日本で万病一毒説を唱え、病邪を毒と呼んだ吉益東洞は、実（病邪＝毒が盛んなさま）には毒薬（薬）をもって攻め、虚は薬ではなく食物で養う、と説いたり、昭和に入り漢方が復興した際には、病邪に対する体の反応（気血）が盛んな状態を実、反応が弱い状態を虚とする説が主流になったりと紆余曲折がありました。

病気の表れ方、寒熱

患者が冷えを自覚している、あるいは触って冷たい場合は寒、熱感を自覚している、あるいは触って熱い場合を熱といい、不調がある場所の感じ方を表します。これは体温計で測る熱とは関係なく、たとえ熱が高くても患者が冷えを感じていれば寒となります。

中医学にはない疝《せん》の概念

寒熱の考え方は中医学にもあり、意味もほぼ同じなのですが、一つだけ日本の漢方には寒熱に関して中医学ではあまり用いられない概念があります。

それは疝と呼ばれる病態です。これは元来冷え症で腹痛持ちの人にある病態で腸管などの粘膜がふやけてブヨブヨになり、まるで粘膜がクラゲのからだのようにむくんでしまっているものを指し、昔の医学書には「寒が積もって疝と成す」と書かれています。疝は主に臍以下の下腹部にあることが多く、下痢や便秘、月経不順、下り物の原因になるものであり、必ず腹痛があるという特徴があります。痛みがあれば普通、炎症性の熱を伴うものですが、疝はむしろ冷えが強くそれで組織が水腫れになり脆弱になって傷んでいる状態です。この場合でも疝の概念がないと解熱剤で体から熱を取り去ろうとしてしまうものですが、そうするとますます冷えてしまい、病態を悪化させてしまいます。疝があるときには逆に温めるのが良策なのです。

なお、疝は体の奥のほうにできるので、患者自身もそこが冷えている自覚はあまりなく、診察で初めて分かることも多いです。

疝は体の粘膜のどこにでも起こり得ます。例えば鼻炎になると炎症を起こし赤くなるのが一般的ですが、鼻たけと呼ばれる、ぶよぶよとした突起状のできものが鼻粘膜一面に広がる症状を呈することがあります。これが漢方の考え方でいう疝の状態です。この場合、赤く炎症を起こしている鼻炎と同じ治療をしても効きません。熱をとるのではなく、むしろ附子や呉茱萸で温補して余分な水分をとるのが正しい治療ということになります。

病気の位置、位どり

位どりとは、体のどこに病気があるかを、六病位という概念に基づき特定することを指します。

六病位は『傷寒論』にて張仲景が提唱し、日本では江戸時代以降、漢方治療における最も重要な基本方針の一つとして実践に活かされ、後世に継がれてきた概念です。日本の漢方の特徴はここに集約されているといっても過言ではありません。

現代風にいうならば、六病位はすべての病気に対応する診療ガイドラインの大項目のような存在です。

病気は常に同じ場所にとどまっているわけではなく、悪化するにしても治癒に向かうにしても、経過にしたがって場所を変え、病態も変化します。その変化に応じた処方を正しく行うことで治癒に導けるというのが六病位の基本的な考え方です。

それは必ずしも、症状の出ている場所とは一致しません。例えば西洋医学では、風邪をひいて高熱が出れば、まず熱を下げる治療を行います。しかし日本の漢方では、その高熱を出している病気がどこにあるかを見極めることから始めます。それが体表近くにあるか、それとも体のもっと奥にあるかで、治療法が異なるのです。

日本の漢方では、その病気のありかを、体の深さに応じ六つの位（位置、領域）に分けて考えます。これが六病位といわれるゆえんです。

それぞれの位に合った治療を行うためにも、日本の漢方では病気が今どの位置にあるかを脈や腹、舌などを診る漢方独特の診療によって見極めることが最も重要視されています。これが位どりというわけです。

位どりは西洋医学でいう診断にあたり、処方の決め手となります。日本の漢方がよく効くのは六病位に基づいた位どりあってこそ、といっても過言ではありません。

その六つの位は、まず大きく分けて体の外側に近い領域と奥まった領域の２つ、そしてそれぞれがさらにおおむね深さ別に３つに分けられます。

なお、今のように細かく病名がつけられていない江戸時代において、日本の漢方の先人たちは、病気のことを病毒あるいは病邪と呼んでいました。諸症状を起こしている体の中の病気のもとという概念です。毒の文字は、医療の話で頻出するのはいささか心象が悪いため、本書では病邪と記すことにします。

〈外側に近い領域＝三陽〉

太陽…体表や肺の表面など外界の空気に接する部分

陽明…消化管の内腔表面（熱邪）
少陽…太陽・陽明以外の充実した組織（主に骨格筋や平滑筋）

〈奥まった領域＝三陰〉
太陰…消化管の表面（寒邪）
少陰…腹腔内や胸郭内部つまりは臓器を取り囲むところ
厥陰…少陰のさらに奥、腎臓や大血管などの後腹膜臓器から背骨、心臓部分

六病位のうち、陽明と太陰は消化管特有の位といえます。陽明と太陰の区別は腸管が熱をもっていると陽明といえます。逆に腸管が冷えると内腔に水がたまりむくむ（水腫）と、位どりは太陰になります。

また、陰陽と似た言葉に表裏があります。これは体表に近いか奥かを相対的に表しており、発熱や悪寒など表に表れる症状を表（証）、下痢や腹痛など体の奥から表れる症状を裏（証）と呼ぶことがあります。

三陰三陽イメージ

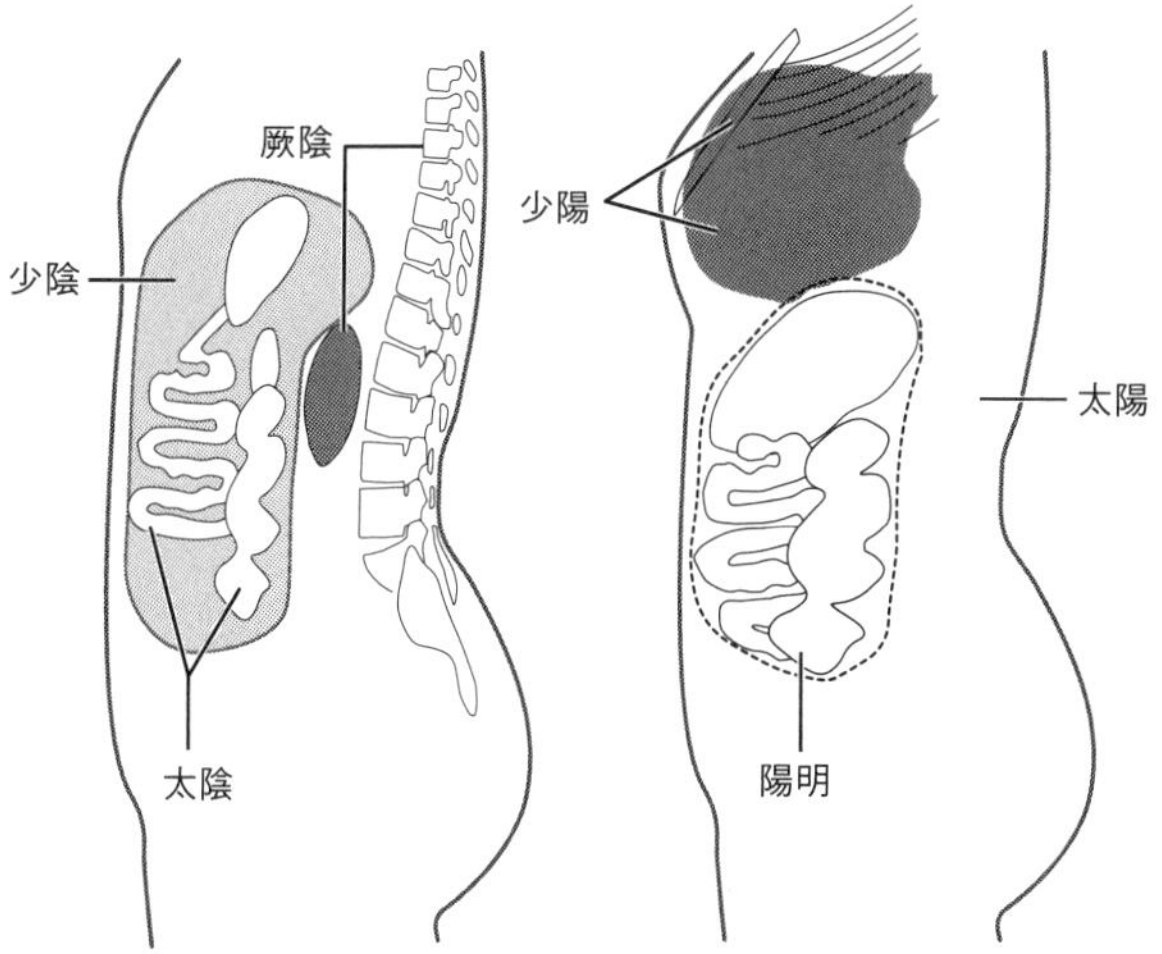

江戸時代の医学書には、実はこの位どりの概要こそ記されていますが、詳細までは残されていません。江戸時代の医家は、目で見て覚えよで、師事した医家から解釈や手法を口伝で教わりながら、実際に患者を診療していくなかで腕を磨いていったのです。それも今日、この診断法が受け継がれず埋もれたままになってしまっている一因と思います。

特に、陰病の位どりについては今のところ、発見されているどの古書を見ても明記されていません。それを私は20年余の研究と臨床を通して解明を試み、処方と一致させるまでに至りました。漢方に詳しい先生方にとっては異論がある方もいるでしょうが、この人体構造に基づいた位どりで正確に治療できますのでぜひ取り入れて実践してみてください。

［第3章］

原因究明が治療の第一歩
病気の源を解明する
日本漢方4つの診断法

日本の漢方の診察法である四診とは

どんなに優れた治療法でも、診断が正しく行われなければ治りません。日本の漢方では、位どり＝診断です。位どりを誤り、処方が見当はずれになってしまうことを誤治と呼び、避けなければならないとされています。

現代は撮像や生化学などさまざまな検査法が発達しており、漢方医も診断や治療方針を決定する際、それらを併用することは日常的にありますが、昔は医家の目や耳、手だけが頼りでした。五感を研ぎ澄まし体からの訴えを読み取っていたのです。そういう意味では検査も兼ねていたといえます。

そんな漢方の診察方法には、顔や姿勢などの外見を診る望診、脈の状態を診る脈診、腹部の状態を診る腹診、舌を診る舌診があり、まとめて四診と呼ばれることもあります。四診で得られた所見は、患者の自覚症状とは異なる場合もままあります。

西洋医学、漢方医学の別なくどの医療機関でもそうですが、初診の患者には必ず問診票を書いてもらいます。私のクリニックでも同様です。そしてどんな症状がいつからあって、今どんな状態なのかなどを、診察前に目を通すようにしていますが、いざ診療が始まり、四診を行うと、問診票に書かれている症状が必ずしも病気の本質を表しているものではないことが実に多いです。「先生、私胃潰瘍だと思うんです。ずっと胃に鋭い痛みがあって……」などと診察室に入って開口一番、ご自身の見立てをお話しになる患者もいますが、合っていたためしが実はほとんどありません。

それだけ病邪の攪乱作戦が狡猾で、惑わされやすいものなのです。つまり病邪のありかと、その悪さが表出している場所は別、ということです。熟練した漢方医は患者の話を詳しく聞く前に、脈やお腹を診ただけで病名をほぼ確信することも少なくありません。四診はまさに百聞は一見にしかずで、正しく行われれば、現代の精緻な検査機器にもひけをとらない検査法といえるのです。四診については、私のクリニックで実際に行っている診療の流れに沿って説明しています。

〈望診《ぼうしん》〉

診察は、患者が入ってきた瞬間から始まっています。

まず、診療室に患者が入ってきたときに、私はまっさきに顔の色を見ます。肌が赤みを帯びていれば体の中に熱がこもっており、青白ければ熱量が足りない、つまり漢方では気と呼ばれるエネルギーに乏しくまさに元気がない状態なのか、または血が不足し貧血を起こしているかもしれないと推測するわけです。これは一般の方も経験的に分かると思います。

これらに加え漢方では、黄色味を帯びている顔色にも注意を払います。色味が強いほど、黄疸や重度の貧血が疑われるからです。黄疸とは、通常腸管や尿管から便や尿として排出されるべき消化液の一つ、胆汁がなんらかの原因でその流れが滞り、血中にたまることで起こる症状です。胆汁は黄色なので、顔や手などの血管からその色が透けて黄色っぽく見えてくるということです。

貧血も重症度が高くなると、顔色は黄色になります。貧血には大きく、血液の量そのものが不足している場合と、血中に溶けた鉄分が不足する鉄欠乏性貧血とに分かれますが、顔色が黄色いときには後者である場合が多いです。

また、ここ近年の傾向として夏の気温が上昇しているせいか、いわゆる暑気あたりでのぼせている人も、顔色は赤というよりは黄色に近くなります。

こうした望診の結果を漢方の考え方で解釈すると、まず赤は陽証であることを表しています。陽証とは六病位でいう太陽、陽明、少陽を指し、これらのいずれかということですが、顔は体表なので多くは太陽ではないかと見当がつきます。

一方、青白いときは冷えがまさっている状態で、陰証といえます。陰証とは六病位の太陰、少陰、厥陰を指しますが、体の最も奥にあたる厥陰では顔色は黄色くなることも多く、太陰か少陰のいずれかであることがほとんどです。

その黄色では、たとえ患者が暑がっていたとしても、その熱は体表から発せられているのではなく、体の奥に炎症などがありそこからの熱が表れていると考えるべきです。これを仮熱といいます。

仮熱はおもに厥陰の場合に起こり、そのために顔色が黄色くなります。胆嚢や肝臓など、体の奥にある臓器に問題があることを表しています。重度の貧血で顔色が黄色くなるのも、骨髄など血液を産生する組織に問題のある可能性が示唆されているのかもしれません。

望診だけで診断を下すことはありませんが、たかが顔色では決してないのです。少なくとも陽証と陰証の別は、顔を見るだけでほぼつけることができます。患者が同じ熱っぽい症状を訴えたとしても、陽証であれば熱は発汗させたり便と一緒に下したりして取り去れば快方に向かいますが、陰証で同じようにするとさらに熱を奪うことになるので元気がなくなり、水分も枯渇して筋肉がつることもあり悪化させてしまうというように、陰陽により治療方針がまったく違いますので、誤治を犯さないためにもまず患者の顔を見ることはとても大切なのです。

顔色と並び、姿勢も初診時に患者の病状を把握する重要なポイントです。診療室に入ってくる患者は大きく分けてうつむいているか、そりかえっているかのどちらかに入ります。うつむき加減の場合は陰証、そり気味の場合は陽証と推察されます。うつむいている＝元気がない＝陰証というのはイメージがつきやすいと思いますが、病人でそり気味とはどういうことかと疑問に思われるかもしれません。この場合は気がたかぶっていて熱をもっていたり、首がつっぱるなど筋肉が緊張していたりすることが多く、一つの例としててんかんが挙げられます。私のクリニックに来る患者は高齢者も多く、いわゆる老人性のてんかんはよく出合うケースです。

ただし、同じてんかんでもうつむいて手が震えている症状を呈する場合もあり、これは陰証のてんかんといえます。ちなみに、陽証のてんかんには市販の風邪薬としても知られている葛根湯が良い適応で『傷寒論』にも熱を体表から外へ出す（発表）作用と首のつっぱりに効く、と記されています。しかし、同じてんかんだからといって陰証のケースに処方しても奏効しません。この場合は少陰病に良い適応のある四逆湯などが検討されます。ちなみに、この見立ては子どもに多いチック症にも当てはまります。

うつむき加減の姿勢は胃になんらかの問題がある場合にもよく見られます。日常生活でも私たちは、体の中で痛むなど不調のある場所をかばう姿勢や動作を無意識のうちにとることがありますが、それと同じで「く」の字に折れ曲がった姿勢で診療室に入ってくる患者は胃もしくは心下の病気であることがほとんどです。六病位に照らし合わせれば、胃は陽明または太陰ですが、自ずとうつむき加減になりますから陰証、すなわち太陰病であるかもしれないというわけです。

なお、人相もある程度陰陽を判断する参考にします。『傷寒論』では人相に言及されていませんが、江戸時代の医家である有持桂里は自身の著書で、陽証の人は顔がつりあがり、陰証の人は逆に垂れさがってくるというようなことを述べています。怒りっぽい人はよく目が吊り上がって描かれることが多いですが、これも陽証特有の熱がたまり過ぎた状態であるためにそのような人相になるのではと考えられますし、陰証の方はうつむき加減の姿勢でいることが顔にも影響するのだと思います。

このように姿勢や人相も、顔色と同様まず陰陽を見分けるのにたいへん重要な手掛かりを与えてくれますが、私はそれだけでなく吉益東洞がいうところによる、病邪のありかをさぐることも望診を通して行っています。この患者は陰証のなかでも少陰に病邪のありか、すなわち病気の原因があるのではないか、こちらの患者は最奥の厥陰に病邪があるかもしれない、といったように細かく診るためです。

なかには、顔色や姿勢を診たとたんに確信するような、いわゆる病名を書いた紙が顔に貼ってあるような症例もありますが、いずれにしてもこの段階では仮説にとどめておき続く脈診や腹診で確定していきます。

〈脈診《みゃくしん》〉

脈を測る行為は、日常的というほどではないにしても、比較的生活のなかで自然に行える動作だと思います。頸動脈に触れる人もいますが、一般の方であればほとんどは手首にもう片方の手指を置く方法を思い浮かべると思います。

そこで何を測っているかといえば西洋医学では主に脈拍のみです。1分間にどれだけ脈打つかを割り出します。もし不整脈がある場合は、脈が不規則な動きをしていないか、異様に遅かったり逆に速かったりしないかなどを気にしながら確認を取ります。

しかし漢方で脈を診る=脈診という場合はやり方も、それによって何が分かるかもまったく異なります。

漢方の考え方では、脈の状態は体の中の病邪を投射しているとされています。体のどのあたりに病気があるかが脈を診れば見当がつきますし、その病気の性質も分かります。性質というのは、例えば熱をひどくもっているとか、逆に冷えているとか、水がたまっているとか、気が不足しているといったようなことです。

脈を診る場所は、左右の手首におのおの3カ所ずつ、全部で6カ所あります。この6カ所で全身の病の場所と様子が分かるというわけです。

具体的には橈骨動脈という手のひら側のやや親指側に通っている動脈が盛り上がっている部分を、手に近いほうから寸脈、関脈、尺脈の3つに分けます。これら3つは何を意味しているかというと、体の上焦、中焦、下焦を意味しています。横隔膜より上が上焦、お臍より下が下焦、真ん中が中焦。それが寸脈、関脈、尺脈に対応するのです。そして左手首の脈は体の左側、右手首の脈は体の右側と対応します。

例えば左の尺脈に普通はない所見が表れたら、S字結腸のあたりが悪くなっている可能性がありますし、右の関脈なら胃やその裏にある胆嚢に問題があるかもしれないと推察されます。

次に、脈の様子です。

大きく4つの観点で診ます。1点目は浮いているか沈んでいるかで、脈診で最初に分かる項目です。一般向けにはなかなか言葉で説明しにくいのですが、指を手首に置いたとき、軽く触れるだけでも拍動時の盛り上がりがはっきり感じられれば「浮」、指で強く手首を押すようにしないと拍動が感じられなければ「沈」といえるのではないかと思います。

浮いていれば、風邪や花粉症に代表される、漢方では外邪と呼ばれる外から入ってくるウイルスや菌などによる病気の可能性が高いといえます。一方、沈んでいれば内因、つまり体の中に病気の原因があり、六病位でいえば少なくとも陽明より奥に病邪のある可能性が高いのです。

望証による見立てと脈の様子が一致していれば、その見立てはかなり確実性が高まります。例えば顔色が赤くて（熱がある）＋脈が浮いている（外邪）＝ウイルスなどによる感染ではほぼ間違いないだろう、というようにです。

ただし望証で陽証でも、脈が浮いていない場合もあります。それは半表半裏といって、表のほうでも奥のほうでもない、筋肉の緊張などが考えられます。その場合脈は「緊」といって、締まった感じがあるのが特徴です。

2点目は強いか、弱いかです。これは指を置いたときにぐん、ぐんと文字どおり拍動が強く指に当たれば「強」、弱弱しければ「弱」と判断されます。

強い脈は熱量が多く、実際に高熱を出している人にも多く見られます。この場合は発汗させるなどで熱を早く外へ出す治療が必要になります。逆に弱い脈は元気がない表れですので、気力や栄養を補う治療が必要です。

例えばインフルエンザの患者は顔色が赤く、脈が浮いていて拍動も強いのが共通してみられます。漢方では臓器や組織を問わず、四診で診断がつけば処方も自ずと決まってくることが多く、この場合は大青龍湯という薬が良い適応です。

3点目は締まっているか、緩んでいるかです。締まっている場合はさらに「弦」と「緊」の2つに分かれます。

弦はぴんと張り詰めた感触で、精神的な緊張があるときに出現しやすくなります。緊は弦に比べると細くきゅっと締まる動きのある脈で、体のどこかに痛みがあるなどして病が閉じられた状態のときによく認められます。胃炎のときには左右の関脈が緊になりますし、胆嚢炎はほぼ確実に、右の関脈が緊になります。

患者に詳しく問診する前に脈診でこうした所見が得られることもよくあり、見立てを伝えたところ「どうして何も言わないうちから分かるんですか？」と驚かれることがこれまでに幾度となくありました。

一方、緩む脈は「緩」といい、しまりがなくだらだらとしているのが特徴です。

この脈は夏風邪で多く見られます。暑気あたりで元気がなくなっているサインともいえます。また、子どもで鼻血がよく出る場合も緩であることが多いです。血管の収縮・拡張運動がうまくいかず、締まりのないことが考えられます。

臓器や組織の活動が低下していると緩になりやすいので、例えば高齢者が冬場に緩の脈だったりすると、衰弱して命に関わる恐れもあり、慌てて人参の含まれた漢方薬などで栄養を補うこともあります。

4点目はなめらかか、滞りがちかで、それぞれ「滑」「渋」と呼びます。これはなかなか一般の方が手首を触っても分かりにくいのではないかと思いますが、慣れてくると、さらさらとスムーズに流れる感じと、ドロドロと進みの遅い感じがつかめるようになるかもしれません。

血液中の成分は、大きく赤血球とそれ以外の血漿成分に分けられますが、滑の脈は、そのうち血中の水分である血漿成分が多いことを表しています。水分が多いので流れがスムーズになるのです。

さらさらというと健康的なイメージがありますが、貧血の場合も赤血球が少なく、相対的に血漿成分が多いため滑脈になります。また、滑と渋は外気の影響も受け、湿度が高いと滑脈になりがちです。

渋はいわゆる血液ドロドロの状態で、津液と呼ばれる体を巡っている水の不足が考えられます。心筋梗塞や脳梗塞などの塞栓症のリスクが高い場合もあり、注意が必要です。腹痛や便秘の症状を訴えている人で脈が急に渋になると、脳梗塞を起こす前兆であることがあります。このメカニズムは不明ですが、今までの診療経験から注意すべき所見の一つと考えています。

脈診ではこれら４点をすべて評価します。脈は左右３カ所ずつ、計６カ所ありますの

脈診

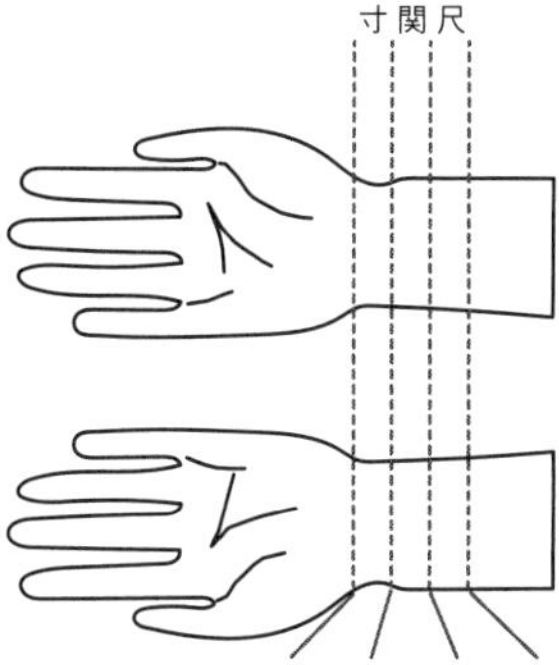

で、6×4×2＝48の脈の組み合わせで病気の原因と状態を見極めていくことになります。大変なように思われるかもしれませんが、例えば弦脈はたいてい浮の気味があるとか、沈脈であれば同時に緊脈であることが多いなど、所見はある程度グループ化されているのでそう時間が掛かったり判断に迷ったりすることはありません。以前、私は自分の診療経験でこうした傾向をつかんでは地道に積み上げてきましたが、実は近年発見された有持桂里の文献に、すでに書かれてありました。やはり江戸の先輩がたの知見はすばらしいと改めて思った次第です。

〈腹診《ふくしん》〉

脈を診て体の悪い部分とその状態の見当がついたら、次に腹診でそれが合っているかを確かめます。

『傷寒論』を基に日本の漢方独自の腹診を確立したのが吉益東洞といわれています。東洞は自著のなかで、「腹は生あるの本、故に百病はここに根ざす。これを以て、病を診するには必ず腹をうかがい、外証はこれにつぐ。証を先にして脈を先にせず、腹を先にして、証を先にせざるなり」と述べており、すべての病は腹を診れば分かるものであり、腹診は必ず行うこと、そのうえで（陰陽の）証を明らかにすること、と唱えています。こうした歴史的背景から、日本の漢方では四診のなかでもとりわけ腹診を重要視しています。

腹診は一般的に、仰向けになった患者の腹部に触るものと思われていますが、それだけではありません。座ったままの姿勢で触れることもありますし、背中を触る背診も腹診の一部とみなされています。

座ったままで行う腹診の代表格は心下逆満および心下水気と呼ばれる腹証です。これらはいずれも、皮下に水分がたまっている状態なので、仰向けに寝てしまうとその水が胸腔内や心臓のほうへ逃げてしまい、適切な判断がしにくいのです。なお、心下逆満は腹部の上のほうの正中線上の皮下に、心下水気は心下から横へ拡がり甚だしければ周囲の皮下にかけて水がたまる状態を指します。

心下逆満、心下水気はともに、座った姿勢の患者の腹部を持ち上げるようにすると分かります。なお、これらの腹証は、一般的には腹腔内の水分滞留と解釈されていますが、私の診療経験からいえば腹腔ではなく皮下の水分滞留であります。

背中は腎着という、背部の腰回りに余分な水分が付着している状態の有無を調べる際に触ります。腎臓が位置する背中の下のほうに水がたまることから、下半身のむくみや冷え、腹痛を訴える人は腎着を起こしている可能性が高いといえます。今までの診療経験から、いわゆる洋ナシ型と呼ばれる下半身太りの体形の人は多く腎着から来ています。ちなみに『傷寒論』では腎着について「水中に坐するがごとし」と記されています。

腎着は腹証ではないのですが、これにより六病位の位、つまり病気のありかが分かるので、脈診で疑わしいと思ったときには私は必ず行います。これも患者は座位で、背中を少し押すように触れると、腎着があれば水枕が皮膚と骨盤骨の間にはさまっているような手ごたえが得られます。この腎着を調べる腹診の方法は、実は私が発見したとしばらくの間思っていたのですが、近年、江戸後期の漢方医　和田東郭の著書に、仙骨のあたりを触る、とすでに記されていたことが分かりました。

患者にはまず脈診を行い、必要に応じこれらの座ったままによる腹診を行います。続いて仰向けになってもらい、診察を進めます。

漢方の診察では、医師が右利きの場合、右手側に患者の頭、左手側に足となるようにし、西洋医学とは逆になります。西洋医学で腹部を診るときには、胃や腸などの内臓の状態を知るのが目的ですが、漢方の腹診ではおもに、筋肉の緊張を診るためです。頭が左側にあると右手が肋骨の中に入りやすい方向にあり、それでさらに膝を折り曲げれば腹が緩むので、より内臓に手が届きやすくなります。一方、頭が右にあると、医師は内臓に手が届きにくいかわりに、膝を伸ばしてもらうことで筋肉の緊張が分かりやすくなるのです。

また、右から左へ手を動かしやすい、つまり患者の上腹部から下にかけてなでおろしやすく、それも筋肉の張りを感知しやすくします。

江戸時代の医学書『腹証奇覧』には144もの腹証が載せられており、現代の診療で比較的多く見られるものに絞っても二十余にのぼります。ここでは代表的な4つの腹証について述べます。

胸《きょう》脇《きょう》苦《く》満《まん》

主に左肋骨弓下の筋層が張っている状態です。多くの場合患者本人も胸苦しさや胸が詰まるような自覚があります。イライラなどの焦燥感や、逆にうつうつと気分が落ち込むといったメンタル不調や、間欠的に吐き気が襲うと訴える人もいます。

胸脇苦満は強いストレスがあると起こりやすいと一般的にはいわれていますが、一方で体内の炎症があるときにも多くみられる所見です。風邪のひき始めから4、5日経つと胸脇苦満が出てくることも多く、これは風邪ウイルスを排除する役割を担う免疫細胞の一

胸脇苦満／心下支結／胸脇満微結／心下痞硬

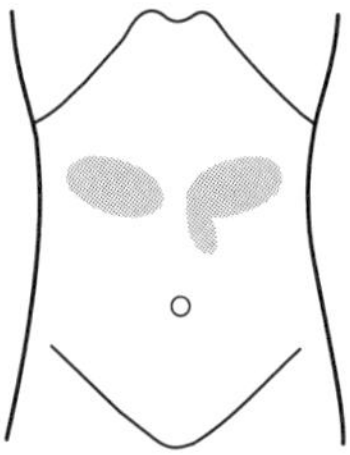

胸脇満微結

満微結の水結は胃腸よりも
深い層にある

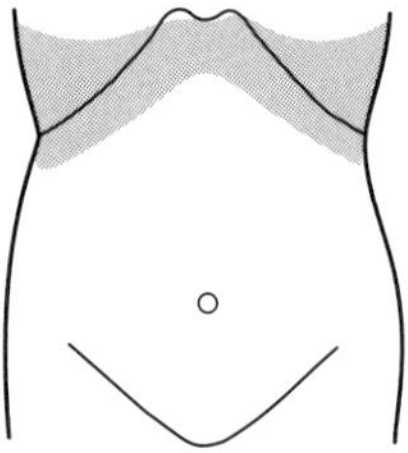

胸脇苦満

筋層が張り、胸が詰まるように
感じる

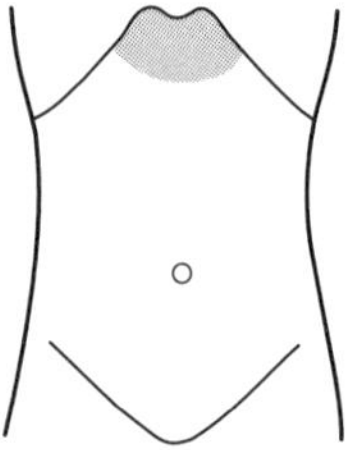

心下痞硬

心下二横指までが硬いのが
心下痞硬

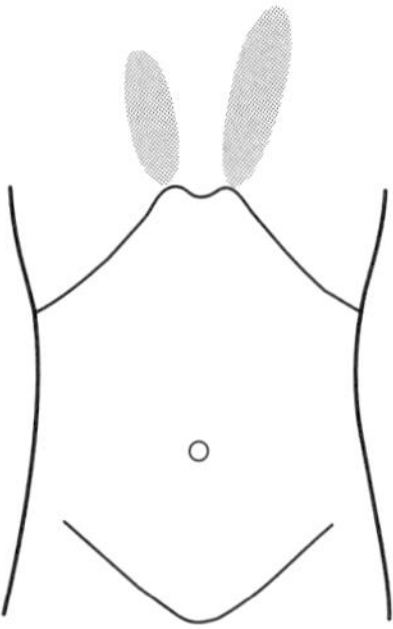

心下支結

支結部分は見た目はなんとも
ないが押すと痛む

種、リンパ球が増えてくる時期と重なります。六病位でいえば、初期の風邪は太陽病で高熱が出るなど病態は表面に表れますが、４、５日経つと少陽病へと病気が移るため、胸苦しさが出てくると考えられます。

胸脇苦満は柴胡《さいこ》という生薬が含まれている漢方薬を用いる典型的な所見です。小柴胡湯や大柴胡湯などがよく知られています。

心下《しんか》支結《しけつ》

心下はみぞおちよりやや上に山型を成す二寸（指の爪の幅２つ分）ほどの部位ですが、そのやや左（向かって右）を押すと痛む場所が縦に連なっているのが特徴です。その長さには個人差があり、長いと乳頭に達することもあります。見た目には腫れなどの異常所見はなく、患者も押されなければ痛みを感じることはまずありません。心下は肋骨のある場所ですが、中央部は軟骨になっており、この痛みはその軟骨表面の膜の上から発せられています。つまり、体の表面に近いところに病気の原因があるということです（表証）。

胸脇苦満もみぞおちのあたりに痛みを感じることもあり、区別がつきにくいのですが、胸脇苦満は詰まって苦しい感じはあっても痛みはほとんど感じないことが多いのに対し、心下支結は局所に差し込むような鋭い痛みがあることもあり狭心症を疑って受診に来られる人もいます。胸脇苦満と心下支結がともにあるケースもあり、風邪を引いてお腹を下している人に比較的多くみられます。心下支結は柴胡桂枝湯という薬がよく効きます。

胸《きょう》脇《きょう》満《まん》微《び》結《けつ》

心下支結が表証、つまり筋層よりも浅いところの所見であるのに対し、胸脇満微結は筋層よりも奥の所見となります。左右の肋骨の下あたりに、丸い水風船のような手ごたえがあるのが特徴で、おそらくは腎臓やすい臓、腹部大動脈といった腹腔内の臓器や組織のまわりに水腫があり、それを触知しているのではないかと考えられます。

腎機能が低下している人の多くに胸脇満微結が見られます。ちょうど腹診で触れる水腫と同じ高さの裏側に腎臓があり、機能低下が進むと丸い水風船のような手ごたえがだんだん左の下方へ広がってきて、さらに臍の裏側あたりで左右に分かれるのです。まるで腹部大動脈が走行している位置をなぞるように、水腫が大きくなり、やがて腹部が水で囲まれたような状態になってしまいます。

胸脇満微結は六病位でいう少陰病があることを示す所見です。患者の特徴としては元気がなく、ぼんやりしている様子で、姿勢もうつむきがちで筋肉に張りがないことなどが挙げられます。

なお、一般には胸脇苦満の変症（バリエーション）といわれているようですが、先人たちの経験を見るにつけそれは明らかな間違いです。胸脇苦満は六病位の位は少陽であるのに対し、胸脇満微結は少陰で、そもそも位が違います。位が違うということは病気のありか、原因が違うことを意味し、また処方もまったく別になります。ここに述べた胸脇満微結の解釈は私が提唱しているものですが間違いなかろうと思います。六病位に基づけば似た所見に惑わされず、誤治を犯すことも避けられます。柴胡桂枝乾姜湯の症です。

心下《しんか》痞硬《ひこう》

心下痞硬はみぞおちより二寸の位地（位置）がみぞおちに沿って円錐状に隆起しており、押すと硬いのが特徴です。非常に限局的であり、診察時には場所を外さずに診ることが求められますが、今の漢方治療では、みぞおちのつかえ感があるとすべて心下痞硬とされてしまう向きがあり問題視しています。

有持桂里は心下痞硬に似た腹証として、心下支結のほか、心下よりも上の所見である胸中痞、心下痞硬と同様の隆起があるが形が横に拡がり四角ばっている心下痞堅などを挙げ、厳密に区別すべき、と著しているのですが、それが現代の漢方診療では守られていないのです。そのため心下に徴候が現れる腹証、つまりみぞおちの所見からの見立てを誤り、うまく治せないケースを幾度となく見聞きしています。

心下痞硬は吐き気や嘔吐、下痢を訴える患者に多く見られ、その原因は胃や食道の内外に余分な水がたまる水飲と呼ばれる状態にあります。これが迷走神経反射を引き起こし、吐き気や下痢に至るのです。

この心下痞硬に対しては半夏瀉心湯という薬が良い適応になります。臓器を温めることにより余分な水分を排出するとともに、臓器まわりの体腔にこもった熱も取り去る作用があると考えられています。

半夏瀉心湯は、嘔吐や下痢の症状がある人で、心下痞硬があればいつでも用いてよい処方であると、有持桂里の『校正方輿輗』に記されています。この処方でもし心下痞硬が引き続き見られ、かつ痛む場合は黄連湯を処方します。

なお迷走神経とは脳神経の一つで自律神経を構成し、頚部から胸部、腹部にわたり臓器の運動などを支配している神経です。一般的に半夏瀉心湯は胃腸薬として知られていますが、心下痞硬の所見があればストレス性の食欲不振やめまい、頭痛といった不定愁訴と呼ばれる諸症状にも広く、適応があるのです。

心下痞硬には半夏瀉心湯、と有持桂里は述べておりますし、私自身今までの診療から、どのような症状であっても心下痞硬さえあれば、どういうわけかこの薬一択で治ってしまいます。

以前、長年にわたり頭痛とめまいに悩まされているという女性が近医からの紹介で受診に来られました。腹診を行ったところまさに、心下二寸のみが硬く心下痞硬であることが分かりました。そこで半夏瀉心湯を処方したところ、二週間後の再診の際には頭痛もめまいもすっかりなくなったとそれはもう大喜びでした。

たまたまそのとき、その患者を紹介した医師が見学に来られていました。半夏瀉心湯は胃腸に効く薬のはずなのに、なぜ頭痛やめまいが治まるのか分からないと、とても不思議がっていたので、心下痞硬があるからだよ、とだけ答えさせていただきました。今後はその医師も、自身の診療に活かしてくれるかもしれません。

近年はストレス社会などと呼ばれ、自律神経のバランスをとることが重要であるとか、そのノウハウがメディアでもたびたび紹介されますが、半夏瀉心湯は自律神経を整える薬といってもいいのではないかと考えています。

〈舌診《ぜつしん》〉

四診の最後は舌診です。日本の漢方では望診、脈診、腹診でほぼ診断がつきますが、これらで特定の徴候が見られた場合に、併用することもあります。

最も多いのは津液不足のときです。体を巡る水が少ないために体温が上がり熱が出たり、血液がどろどろになったりする状態が懸念されます。

このとき舌を診ると、ほとんどの場合乾いていて、黒っぽくなっています。著しく津液不足になると舌の中央が真っ黒になることもあり、黒苔と呼ばれます。早急に津液を補う治療をしないと、血液の粘度が高くなり詰まる恐れがあります。六味地黄丸や白虎加人参湯が良い適応となります。

また、黄疸の前触れである可能性も考えられます。この場合は舌の奥のほうに茶色い苔がしっかりと附着していることが多く、茵蔯蒿湯の適応になります。

血液循環が悪いと、老廃物の排出がしにくくなりそのために炎症を起こしたり、あるいはすでに起こっている炎症がなかなか鎮まらなかったりといったことが懸念されます。身近な例でいえば歯周病や、ニキビも津液不足で悪化しやすいといえます。

舌は、一般の人でもチェックしやすいと思います。もし鏡で自分の舌を見て、黒ずんでいるようでしたら、津液不足の可能性があります。漢方の市販薬では六味丸が良い適応となります。私のクリニックに以前、顔一面にニキビが広がった20代女性が来られ、舌診を行ったところやはり舌に黒苔がみられたので六味地黄丸を処方したところ、たった2週間でニキビが治まったのです。漢方で体の水を十分に保ち巡らせるだけで、抗菌薬などの強い西洋薬を使わずに完治へ導けるので、気になる人はまず自分の舌を観察してみてほしいと思います。

一方、舌が赤くなっている場合は心熱と呼ばれる体の中心部に熱がこもっている状態を示しています。身近な例として口内炎を繰り返す人の舌が赤いと、心熱が関係していると考えられます。この場合は黄連解毒湯や三黄瀉心湯でおさまることが多いです。ただし、同じ口内炎でも舌が赤くなければ半夏瀉心湯の適応になることが考えられます。もし先述の心下痞硬があれば確実です。

なお、巷には舌が水っぽくぶよぶよしている状態や、紫色になっている状態もなんらかの病気のサインであるとの情報が出回っているようですが、私は疑問視しています。古い医学書でもこうした所見を疑問視しているものもみられますし、私もこれまでの診療上、これらの所見から病気の特定や処方の決定に至った経験がありません。

舌が黒い場合、赤い場合も、自分の体調を知る目的や、軽い不調をセルフメディケーションで解決する目的での日頃のチェックは有用ですが、見慣れないと自己判断しにくいこともあると思いますので、不調が長引き慢性化しているようなら漢方に精通した医師に相談するのが良いと思います。

［第4章］

病気の進行を六段階に分けて治療する
日本漢方特有の「六病位」の考えとは

六病位は病邪を退治し治癒へと導く虎の巻

四診で病邪のありかを突き止めたら、次は治療です。その際に日本の漢方になくてはならない、治療の根本となる概念が六病位です。

六病位を理解していれば、病邪の場所に応じた漢方薬の処方が分かります。そして処方を行ったあとの状態の変化も、四診による継続的な診察で注意深く観察し、その都度ふさわしい処方を行っていくことができます。

病邪のありかは位どりで表されます。すなわち、日本の漢方の考え方ではすべての病気を太陽、陽明、少陽、太陰、少陰、厥陰のいずれかに分類し、それぞれに応じた漢方処方で治していくのです。

その考え方はシンプルです。病邪の居場所を見つけそこを攻撃するという繰り返しによって行われます。

時には体の奥深く潜んでくすぶっている病邪を表へとあぶり出し、時には前線で猛攻をしかける病邪を散らすといった、さまざまな戦術がとられます。そして病邪の居場所をなくし、体の中を平穏にすれば治癒に導けるというわけです。

病気が治っていく過程は、病邪×漢方による治療が織りなす戦いのドラマといえると思います。治療の手引きとなる六病位はさしずめ、勝ち戦にもっていくためのシナリオです。これを踏まえた治療を行えば、全身どの部位の病気であっても勝利をおさめられるのです。

戦況は、刻一刻と変わっていくもの

西洋医学ではとかく、悪い症状さえ治まればそれで治療完了とみなされがちです。例えば消化不良を起こしていたら胃薬で治療し、調子が良くなればそれでよし、という考え方です。しかし日本の漢方では、悪いところ＝病邪は戦況によって体のさまざまなところを移動し得ると考えます。

風邪が分かりやすい例かもしれません。風邪のひき始めは熱が出て、頭痛がしたり、のどが痛くなったりと、おもに体の表側に目立つ症状が出るものです。でもしばらくすると鼻水や痰が出たり、なかにはお腹が下り気味になったりと、次第に体の内部からと思われる症状が出てきます。そして万一、重症化してしまうと肺炎を起こすなどさらに奥のほうが悪くなり、そうなると入院して集中的な治療が必要になることもあります。

このようにごく身近な病気でも、私たちは経過によって、体で悪さをしている場所が移動している実感があるはずなのですが、西洋医学では臓器別に診療科が細かく分かれているために、悪いところが変わるとそこに対応した診療科に回されてしまったりするので、移動する感覚が分かりにくいといえます。

しかし漢方治療では全身を診ますから、数日前は奥のほうに病邪がいたが、だんだん表にあがってきたななどというように、移動の様子が医師には分かるのです。多くの場合、病邪の移動は六病位の位どりに則り、体の表から奥へ、または奥から表へ、が普通です。ただし病邪と漢方の薬効や患者の体力が拮抗していると、同じ位どりのまま膠着状態になることもありますし、移動せずに同じ位どりのまま戦いを挑んでくる病邪もあります。

陽病＝軽症、陰病＝重症とは限らない

病邪は放っておくと奥のほうへ進むことは多く、それは西洋医学にも同じことがいえま

す。怪我一つとっても、すりむいてできた傷を放置し、それが化膿すると皮膚から皮下組織へと炎症が広がりながら奥へ進みます。多くはその段階で治療に至りますからそれ以上おおごとにはなりませんが、例えば糖尿病で神経障害を起こしていると痛みなどの感覚が鈍くなるため、足を怪我しても気づかずどんどん炎症が進み、そこに菌の感染が起これば最悪の場合、壊《え》疽《そ》（組織が壊死してしまう）で切断を余儀なくされる場合もあります。

ただし六病位の考え方では、すべてにおいて悪化するにしたがい太陽→少陽→陽明→太陰→少陰→厥陰と位が進むとは限りません。六病位について述べられた現代の書籍やインターネット等の情報では、太陽は初期で、厥陰に至ると死が間近のような解説も散見されますが、それについては少々疑問を抱いています。

私の今までの診療経験ではむしろ、そのような規則性をもって進行した症例はごく一部で、あまり出合ったことがないのです。

例えば私のクリニックでは皮膚の病気も多く診ますが、重症化し皮膚の状態が悪くなることはあっても、炎症が体の奥へ進むということはまずありません。これは日本の漢方の考え方でいえば、太陽病のままその範囲が広がったり病態が悪化したといえます。陽明や少陽に移るということはないのです。

また、膀胱炎は膀胱の粘膜がなんらかの原因で熱をもつか、あるいは冷えて水びたしのような状態になっているかで起こると考えられますが、体の奥にある臓器の問題ですので早期でも少陰となります。

同様の理由で、太陽だから治りやすい、少陰や厥陰だから治りにくいとも一概にはいえません。確かに病邪が奥にあると治療にも時間が掛かることは多いのですが、表面であっても治りにくいケースはよくあります。先ほどの皮膚炎が良い例で、位どりは太陽でも、慢性化していると年単位での治療になることもあります。

同じ病名でも、敵の居場所が違えば病態が変わる

六病位を理解していると、病状の変化に対し臨機応変な対応ができるようになります。西洋医学ではある病名がつくとその病名に適応する薬が処方されますが、多くの場合、その薬がまったく効かない、あるいはよほど副作用が強くて続けられない限り、一度決めた処方はなかなか変わりません。症状が良くなってきても、完治するまでもう少し様子を見

ましょうと言って同じ処方が続くものです。

しかし表れる症状というものは、時に人をあざむきます。腹痛一つとっても、冷えれば痛みますし、炎症が起こり熱をもっても痛みます。西洋医学では、痛みがあるならまず痛み止めをといった発想になりがちですが、日本の漢方は原因、すなわち病邪を直接たたく発想ですから、症状を起こしているもとの病態、腹痛でいうなら冷えているか熱をもっているかに着目します。冷えをとるか、熱をさますかでは真逆といってもいいくらいアプローチが違いますが、漢方ではごく普通に行われます。

表に出てくる症状の変化も考慮しますが、たとえ見た目にあまり変化がなくとも脈診や腹診をすれば、体の中で病邪が移動していることや、それにより目に見えない体の中でどのように病態が変化しているかも分かります。

また、日本の漢方では、治療を行えば病邪は移動するのが当たり前との認識ですから、移動先に応じて薬を変え、同じ薬を完治するまでずっと使い続けることはまずありません。診察のたびに脈診を行い、病邪のありかを確認してそこに応じた処方を行います。

六病位の典型的な症状

四診で目に見えない体の中の病気の様子を探らないと正しい診断や治療ができないとはいえ、目に見える症状や自覚症状がまったく当てにならないわけではありません。

病邪が体のどこにあるかによって、ある程度症状には傾向があります。病邪が体表近くにあれば発熱や頭痛、手足の痛みなど症状も表在しやすいですし、胃腸にあれば消化や便通の異常として自覚されやすいといったようにです。ここでは六病位の各位ごとに、よく見られる症状を解説してゆきます。

〈太陽病位〉

太古の昔というように、太には始まりという意味があり、太陽では陽の始まりを意味します。

一般に、急性の病気の初発は脈浮、悪寒、発熱などの太陽の位から始まることが多いです。名前から連想されるとおり熱をもっているのがこの病気のいちばんの特徴です。また、症状は体表面に分かりやすい形で現れることが多いです。頭痛やのどの痛みといった風邪の初期症状は太陽病の典型例ともいえるでしょう。

ほかに、関節痛やしびれなども太陽病で現れることがありますが、これらは少陰病で体が冷えているときにも起こりやすいので一概にはいえません。鼻水や咳も同様で、目につきやすいから、体の表面の症状だから、といった理由だけで決めることはできません。脈診や腹診で判断します。これは少陽以降、すべての位において共通です。

〈少陽病位〉

少陽病は病邪のありかが表と裏の中間にあるという意味で、半表半裏《はんぴょうはんり》と呼ばれることもあります。

症状の典型としては、胸脇苦満、往来寒熱、喜嘔であり、発熱と悪寒を繰り返したり、食欲がなくなって吐き気がしたり。特に上半身、上腹部を中心に、のどから胸の不快感や絞扼感などの症状を呈することが多いようです。

〈陽明病位〉

消化管が熱をもっている状態です。大便小便が詰まって赤ら顔になっているようなときには陽明病の可能性が高いといえます。なお、陽明と太陰は消化管のみに使われる位どりです。病邪のありかが消化管に限定される、ということです。

〈太陰病位〉

陽明病とは逆に、消化管が冷えている状態です。寒くなると腹痛が起こりかつ便秘や下痢になり、その後も痛みが残るような場合、太陰病が疑われます。

太陰病の便秘でやっかいなのは、便の出が悪いからと下剤を使うと腹痛がより強まってしまうことです。皆さんのなかにも、頑固な便秘に下剤を使ったものの、さしこむような痛みばかりがおそってきて苦しんだ経験はないでしょうか。そのような場合は太陰病の便秘の可能性が高いです。

というのも、この場合の腸は、腸管の内側の粘膜がむくんで分厚くなっており、内腔が異常に狭くなってしまっているのです。なぜそのようなことになってしまうかというと、冷えのあまりじゅくじゅくした水腫の集まりである「疝」ができ、腸壁を覆ってしまうからです。つまり腸の動き自体が悪くて便が詰まっているタイプではなく、腸の構造に問題が生じていて便が通りにくい状態になっており、その原因は冷えにあるというのが太陰病の便秘の特徴です。

もしそこに下剤を使い、無理に蠕動《ぜんどう》運動を起こすと、まるでぞうきんを絞るように腸の内腔がおしつぶされ、余計に痛くなってしまいます。さらには水分が多く便の形をとどめない水下痢や水しゃと呼ばれる便が出るのも特徴です。

太陰病は消化管に特有の位どりなので、典型的な症状も腸と関連の深い便通の異常が主となりますが、便通にさしたる異常はなくても、お腹が冷たいとか下半身が冷えて重だるいなどの症状を訴える人は多いです。ただしこれらは次の少陰病でも起こり得ますので、脈診や腹診などの四診による鑑別は必要です。

〈少陰病位〉

実は、少陰病や厥陰病についての位どりは昔の書物にははっきりとは書かれていません。『傷寒論』には「ただ眠い」としか書かれていないのです。ただ私の長年にわたる臨床経験から、体がとても冷えていることは少陰に共通の症状だと思われます。お腹のような体の中心だけでなく、手足も含め全身が冷えているような人、自分は冷え症であると自覚のある人は少陰病であることが多いです。

おそらく、冷えるために活動性がなくなり、体温も上がらないのでいつも眠いということを、『傷寒論』ではいいたかったのではないでしょうか。

冷えの原因は、太陰病と同じく水分の滞留ですが、それが主に腸や肺の周囲、又は関節腔内などの周囲組織に囲まれた空間という体の深部に滞留している状態なので底冷えがし、だるく疲れやすかったり関節が痛かったりというような症状が出てきます。

ただし女性の場合は、帯下《たいげ》（おりもの）で水分がどんどん排出されるケースも少なくなく、そのような人はやせ型で、暑がりでもあり、活動的でも少陰病であることが多いです。症状だけでは惑わされてしまいますが、腹診を行えば少陰病であることが分かります。

うつ病の人も水分が滞留し冷え切っています。誰でも分泌物はありますし、腹水もつくられますが、健康な人であれば身体活動によって循環したり排出されたりするのでたまることは避けられます。しかし家に閉じこもって動かなくなるなど、活動性が落ちてしまっていて水分がたまり、体温も上がりにくいので冷えて疝ができやすくなります。疝からも、水飲と呼ばれる水分が分泌されますのでますます水びたしになるという悪循環にもなります。水飲はたまると粘度のある痰になり、臓器や組織をべたっと蔽《おお》います。例えるなら熱さましで貼る冷たいジェル状のシートが接着しているようになり、ますます冷えがつのってしまうのです。冷えた臓器や組織は機能も低下してしまいますから、消化不良や便秘、頭痛やめまい、肩こりなどさまざまな不調も起こりやすくなります。

〈厥陰《けっちん》病位〉

厥陰病は体の最奥が悪くなっている状態を指し、具体的には骨および心臓腎臓が病邪に冒されています。ただし腎臓は冷えているか熱をもっているかで位どりが変わり、冷えている場合は少陰病になります。

腎臓は血液からろ過した老廃物を尿として外へ出すのがおもな働きですが、冷えがあると腎臓に疝ができ、血流が阻害されてしまいます。この時点で治療を行えば、冷えをとって疝をなくす少陰の治療でいいのですが、さらに進行を許すと血流が途絶えた組織はアポトーシス（細胞死）を起こし熱をもってしまいます。つまりは腎炎となり、腎臓機能が急激に低下し命に関わります。この段階に至ってしまうと厥陰病の治療を要します。

このように、厥陰病の特徴は冷えが極限まで達した結果、炎症が起こり熱くなることといえます。患者本人も暑がります。また理由は分かりませんが湿疹も多くみられます。そのため、六病位を理解していないと、熱や皮膚症状などの体表の症状にとらわれ、太陽病の治療をしてしまう恐れがありますが、脈診や腹診を正しく行えば必ず厥陰病の所見が得られますので間違えることはありません。

なお、骨の代表的な病気は白血病です。漢方の考え方では骨髄が熱をもつ骨蒸《こつじょう》と呼ばれる状態で、これにより異形成の細胞が増えてしまうと考えられます。骨蒸であることが分かったら、すぐに清熱《せいねつ》と呼ばれる、体の奥の熱を冷ます治療をしないと命に関わります。

腎臓にしろ骨にしろ、厥陰病の治療が奏効すると患者は、それまで暑がっていたのが一転、冷えを訴えるようになります。これは、位どりが厥陰から少陰へと、一つあがった兆候です。つまり病邪が体の最奥から少し表のほうへ逃れてきた、というふうに考えます。脈診や腹診を行うとそれまでから変化が見られ、少陰の所見を示すようになります。そこで清熱の治療をやめ、水はけを良くして冷えをとる少陰の治療に切り替えます。

このように、六病位の各段階にはある程度、症状の特徴はありますが、ここで誤解していただきたくないのは、日本の漢方ではこれらの症状だけを頼りに位どりをすることはない、ということです。例えば高熱が出て顔が赤いなど、太陽病に典型的と思われる症状を呈していても、それだけで太陽病だと決めつけることはありません。

位どりの判断基準になるのは、あくまで四診の結果です。脈診や腹診などを必ず行い、太陽病の脈やお腹の状態を確認したうえで病邪がどの位にあるかの判断をくだします。

敵の居場所を探せないと誤治に

つまり日本の漢方で正しく治療を行うには、第3章で紹介した四診が正しく行われることが大前提となります。敵である病邪の居場所がそもそも把握できなければ、攻撃しようがありません。

裏を返せばそれだけ四診の信頼度は高いということです。脈診と腹診で位どりが違ってしまうなどということは、まずありません。診療では先に脈をとりますが、それによって推察した位は、次に腹診を行うと面白いように一致します。

例えばお腹に水がたまっていて調子が悪い患者は、脈がその様子を教えてくれるので、極端な話、お腹を触らずとも察しがつくのです。それで腹診を行うと予想どおり、お腹がぽちゃぽちゃとしています。もしこの患者が高熱を出していて、正しい診察が行われなければ、熱を冷ます太陽病の治療をしてしまうことになりかねず、そうすると病気は治りません。このケースでは多くの場合、足がつってしまうことも経験上、分かっています。

江戸時代の医家たちは、師匠から口伝で四診のやり方や所見などを教わりながら、実践を通してスキルを身につけ、磨いてきました。伝統芸能にはいくつもの流派が存在しているものも少なくありませんが、日本の漢方もある先生に付くと、門下生としてその先生の方針や、やり方を教わっていったのです。そうした経緯から、日本の漢方としての統一されたマニュアルはつくられておらず、それが現代社会において継承を非常に難しくしている理由の一つといえます。

基本は奥から。陰証は陽証へ向かわせる

漢方や東洋医学に少しでも興味のある人なら、これらが指す健康とは、体のバランスがとれている状態であるということを聞いたことがあるのではと思います。

バランスというと漠然としていますが、体内環境の偏りをなくし安定させるという意味で、例えば冷え症であれば温めて冷えないようにする、とか、やせていて体力がないのであれば体重を増やすというように、難しいことは分からなくても私たちは経験的に偏りを

なくすと体調が上向き、健康的になることを知っています。

日本の漢方治療においても同じで、陰証であれば陽証に、陽証であれば陰証に近づけ、陰でも陽でもない中間になれば健康であるとの考え方が基本にあります。偏りを生み出しているのは病邪なので、その病邪を退治すれば自ずと中間になると言い換えることもできます。

このことは漢方の考え方で虚虚実実といい、すでに3世紀に張仲景によって著されたとされる『金匱要略』に記されており、この頃には漢方による治療の大原則として確立されていたのです。なお、『金匱要略』は同じく張仲景による『傷寒雑病論』のうち、おもに慢性疾患についてまとめられた書物であり、感染症などの急性疾患を主とする『傷寒論』とともに、漢方を専門的に勉強する者にとっての必読書となっています。

陰を陽へ向かわせるとは、四診で病邪が太陰、少陰、厥陰のいずれかにあることが分かったら治療によって陽明、少陽、太陽へと移動させることを意味します。

その治療手段は補といって、陰病の場合多くは熱を補います。陰病は組織の壁や内側の粘膜に、余分な水分がたまる水毒と呼ばれる状態で起こっていることがほとんどだからです。これをなくすために熱を補う治療を行い、水分を下したり体内に散らしたりして追い出すのです。

ただし、陰病のなかで最も体の奥にあり、病状も重い厥陰病では、その水毒で組織が傷害を受け壊死するなどし、炎症が起こって熱をもっている場合もあります。そこへさらに熱を補っては逆効果ですので、そのときには清熱といって体の奥にこもった熱を冷ます作用のある漢方薬を使います。

病邪がだんだん表へ移動してくると、脈診や腹診での所見が変わってきます。本人に自覚がなくても、体の状態が変わってきているのです。消化管から余分な水分がひけば、それまで水腫でむくんでいた粘膜も正常な厚さになってくるので、消化や排せつ機能が回復し、お腹の調子が良くなってきたと実感できる場合も多々あります。

しかしそれで完治したと勘違いして、治療をやめてしまうと、病邪はまだ体内に残っているためぶり返してきます。患者のなかにも、症状が軽くなると処方した漢方薬をのまなくなり、クリニックにも来なくなってしまう人がいるのですが、たいていはしばらくするとまた調子が悪くなったと再診に来られます。

状態の変化に伴い処方も変えていくことは、日本の漢方ではとても重要です。私のほうでは受診のたびに脈やお腹を診て、その都度位どりをし、病邪が完全に消失するまで、位に応じたふさわしい処方を行っています。楽になったからといって自己判断で服薬を中断すると、それまでの治療が無駄になってしまいかねません。

しかし多くの医療機関では、六病位の知識がありませんので、そもそも位どりもできなければその変化に応じた処方の変更もできません。風邪には葛根湯、消化不良には六君子湯といったように、病名ごとの一律の処方しか行われないので、私から見れば見当違いなことが起こってしまうのです。

陽病は先表後裏。陽証は熱を捨てて陰証に近づける

このように、陰症は奥から治すが鉄則ですが、陽病の治療原則は「先表後裏」で、発熱や悪寒など体の表面に症状が出ている太陽病を先に手当します。

太陽病では病邪も体表近くにあるのですが、処置が遅れると体の奥へ奥へと進行していきます。それにしたがい症状も複雑化したり分かりにくくなったりしますし、体の深いと

ころへ行ってしまうとそれをまた表へとあぶりだすのに時間が掛かります。したがって、先手必勝で表面にあるうちにたたいてしまうのです。

患者によっては、病邪が太陽～陽明にかけてなど広い範囲に及んでいるケースもありますが、その場合もまず表面である太陽病を治して、病気のそれ以上の進行を阻止してから、その奥の治療に移ります。

この考え方を先表後裏といいます。漢方治療について書かれた本やネット情報のなかには、すべてにおいて、表側の目立つ症状を先に治すといった解釈が見られますが、日本の漢方では太陽病だけに先表後裏が適用されます。

太陽病を含め、陽証は熱によってさまざまな症状が引き起こされますので、それを取り去って陰証に近づけ、中間の状態にすることが治療目的となります。

治療の基本は、発汗、吐、下

陰証に対する治療の原則は補で、熱を補い余分な水分を体から追い出すことである一方、陽証に対する治療の原則は発汗、吐、下で、いずれも熱を追い出す戦略です。文字どおり、発汗させて治すか、吐かせて治すか、下して治すを意味し、位も考慮しいずれかを行います。

太陽病は発熱していることが多いので、発汗させて熱を下げることがほとんどです。これは家庭でも、熱っぽいときに暖かくし、汗をかいて治そうとするのが昔ながらの生活の知恵として根付いていますが考え方は同じです。西洋では温めて熱を下げるという発想はもともとなく、熱が出たら冷水浴で体温を下げようとするのが一般的なようです。

下すは西洋医学的な発想では単に便を出す意味になりますが、日本の漢方では、陽明の熱を外へ出す意味になります。消化管に病邪のある陽明病の場合は、熱を下して便と一緒に出す漢方薬で治療することがほとんどです。

江戸時代の書物によれば、陽明病でも上部消化管の場合は吐かせて治すのが標準的なのですが、現代においては患者の拒否反応も大きく、そぐわない方法になってしまっていますので、吐方は滅多に行いません。

なお、太陰病は陰病でありながらも腸の熱をとり、腸管の水腫（疝）を除く治療が基本となります。その方法も発汗と決められています。ただし汗を出しすぎてはいけません。

また胃気といって胃の体力がない場合はそれを補う治療も行います。普段、お腹をこわすことはあまりない人が、たまたま冷たい飲み物でお腹が痛くなったときや、一般的には風邪や肩こりに使われることが多い葛根湯を服用すると症状が軽くなることがあります。これは発汗によって、消化管にできた痂をある程度とることができるからではと考えられます。

陽明と太陰は消化管特有の位で、消化管に熱がたまって起こるのが陽明病、逆に消化管に寒が積もって起こるのが太陰病です。

陽明病の場合は、たまっている熱を便と一緒に下すと快方に向かいますが、同じ消化管でも寒が積もる太陰病の場合は、下すと具合が悪いので発汗によって水気を取り去ります。これを間違えて太陰病に陽明病の治療をしてしまうと余計に悪化させてしまいます。

処方の早分かり「定症」を活用

ここで誤解のないように説明すると、六病位を知っていてもそれだけでは治し方は分からない、ということです。六病位を治療マニュアルや医学事典であるかのごとく、漢方薬の処方やその他の治療法が事細かに表されている書物と勘違いしている人もいるかもしれませんが、そうではなく病邪を見つけるためのガイド、考え方の指針のようなものととらえておく必要があります。

実際に処方を決めるときには何を参考にすればいいかというと、それは江戸の先人たちが遺した数々の医学書です。『傷寒論』をルーツにしつつも、江戸時代約２００年の間に多くの優れた医家が現れ、それぞれが臨床経験に基づき、この生薬はこの症状に効いたといったような薬効を事細かに書き遺しています。それらをひもといていくのです。

しかし、膨大な量の書物から、生薬の薬効を一つひとつ調べ、最適な処方を見つけていくのは至難の業です。

そこで日本の漢方には定症という考え方が設けられています。これは症状と、それに効く漢方を対応させた、いわば早引きのようなもので、これに基づけば逐一昔の書物を調べなくても早く確実な処方ができます。

定症も江戸時代から多くの医家が積み上げてきたもので、さまざまな書物に記されています。中医学の先生からは、定症だけで漢方の処方を決めるのは短絡的ではないかとの声もあるようですが、六病位を熟知していなければ定症を使いこなすことはできません。早分かりといっても決して単純な理論、簡略化されたメソッドではないのです。

六病位の考え方に基づく治療の実際

六病位の各位の特徴や治療の原則、方向性をお話ししたところで、実際の治療の手順を、具体例を挙げて説明します。西洋医学や誤った漢方の知識では間違えやすい典型的な病気の一つが潰瘍性大腸炎です。２つの正反対の病態をもち、どちらによるかで治療法が異なります。

〈潰瘍性大腸炎〉

潰瘍性大腸炎は、大腸全体にわたりびまん性に潰瘍を形成し、出血が見られる病気で、おもな自覚症状には腹部の強い痛みや頻回な下痢などがあります。

漢方の考え方では、瘀血が基本病態であるものの、炎症によって腸が熱をもち真っ赤になる病態と、逆に血流不全で寒が積もり、潰瘍ができる病態があります。また、治療にしたがい寒が積もる病態から熱をもつ病態へと変化することもあります。したがって、四診で逐一今の状態がどちらの病態かを見極める必要があります。

具体的には腎着、疝、腸癰《ちょうよう》、皮下水飲の４つの病態の有無や程度を、おもに脈が虚に属するか実に属するかで見分けます。腎着や疝は脈が沈緊や微細になり虚の脈症といえますし、腸癰は大や実、皮下水飲は浮や滑で実の脈症といえます。

腎着とは、背中の骨盤のところに見られる皮下水腫です。これが見られれば位どりはたいてい少陰にあたります。また、腎着とは別に腹水がたまっていることも潰瘍性大腸炎ではよくあります。これも位どりは少陰です。したがって四逆湯などの少陰を治療する漢方薬を処方します。

潰瘍性大腸炎では発熱することもありますが、日本の漢方は奥から治すが原則なので、放熱を促すような治療をしてはいけません。体内のエネルギーが奪われるために余計に冷え、病態が悪化する恐れがあります。

また、西洋医学では炎症を抑えるためにステロイド剤が処方されますが、これにより炎症を抑えても腎着のような水腫がある場合、ひどくむくんでしまうことがあるので注意が必要です。

腎着がなくなるには1年以上掛かることも少なくありません。根気強く治療を続けることが大切です。


治療効果が出て腎着がなくなり、腹水も減ってきたら、次の治療ターゲットは腸管になります。ここの位どりは太陰です。つまり、病邪のありかが少陰から太陰へと一段階、表に出てきたといえます。

潰瘍性大腸炎では腸管の内壁が水腫で覆われた疝という病態を兼ねるもので、それをとるには真武湯や当帰四逆加呉茱萸生姜湯《とうきしぎゃくかごしゅゆしょうきょうとう》が効果的です。こちらも改善に向かうには数カ月掛かることがあります。腸管の状態が変わってくれば、必ず脈に表れてきますので脈診で病態を把握しながら治療していきます。

なお、疝は基本的に寒が積もってできるものですが、悪化すると熱をもつことがあります。この場合の事を熱疝といい熱を冷ます治療が必要になります。また、疝の治療中に腸管から瘀血による出血が起こる場合もありますが、無理に止める処置はしません。止血で腸に血液が鬱滞して腫れ、痛みが強まることがあるからです。逆に駆瘀血《くおけつ》といって積極的に腸管の外へ排出する治療をし、出血を利用して腫れをひかせます。瘀血を伴う場合はその病位に合わせて硝黄丸、琥珀散、通導散などを使い分けます。

太陰の治療が進むと、腸管の内腔が広がってきて今度は逆に熱を帯びてきます。これは、病邪がさらに表に出てきて陽症に傾いてきたことを意味します。陽症への治療の原則は発汗・吐・下ですから、ここでは下で便と一緒に熱を外へ出す治療を行います。この段階で特に注意すべきは腸癰《ちょうよう》と呼ばれる、熱や膿をもった炎症の所見で、もしこれが脈診や腹診で見られたら、大黄牡丹湯や梔附湯などでそれらを取り去る治療を行います。

また、潰瘍性大腸炎のおもな４つの病態の一つ、皮下水気とは、腎臓や腸にあった余分な水分が治療によって表へあがってきて、皮下にたまることを指します。体表の病態ですから、これが見られるということは、位どりは太陽、つまり病邪がとうとう体表まであぶりだされてきたことを意味します。脈診や腹診で分かりますので、これがあったらその水分を発汗させるなどで取り除きます。

潰瘍性大腸炎　治療のフロー

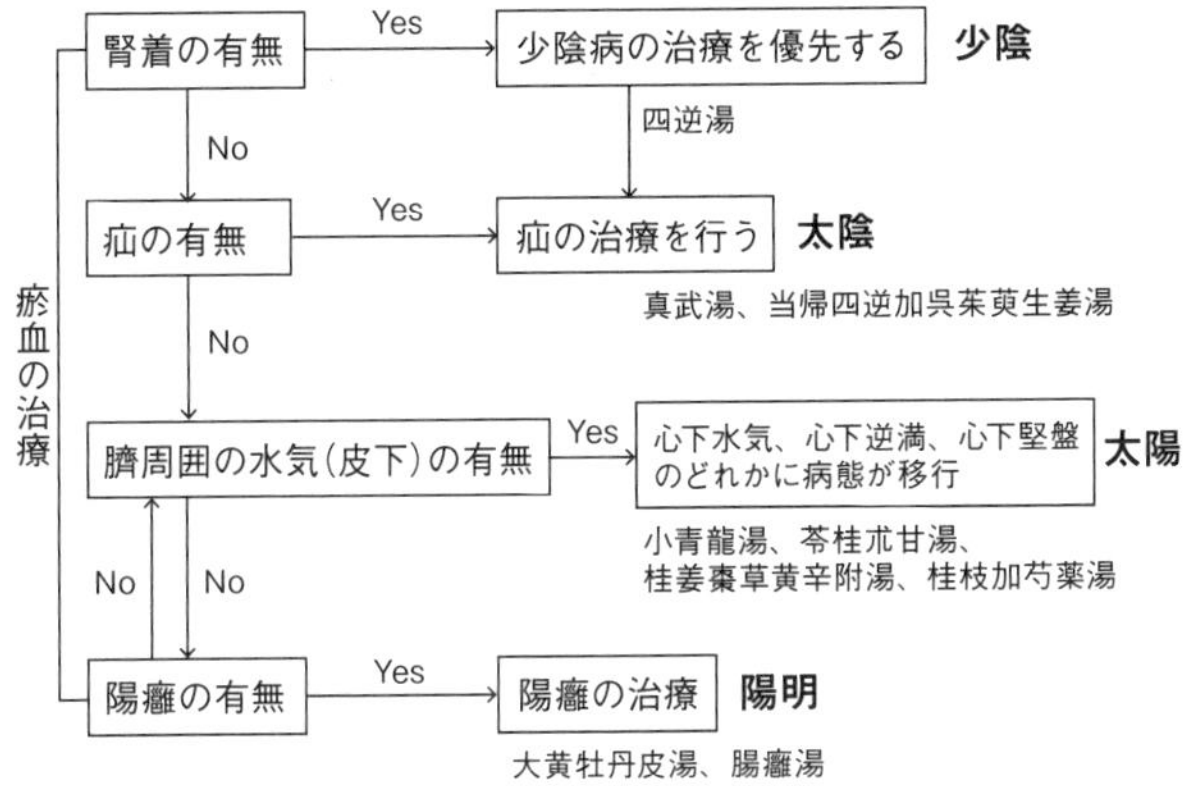

こうして病邪は体からいなくなり、治療は完了です。

このように、状態の変化に伴って治療を変えていくのが日本の漢方です。しかし今、一般病院などで行われている漢方は、この方法論が分かっていないためになかなか治療に導くことができません。潰瘍性大腸炎でいえば、一般的には大黄《だいおう》牡丹《ぼたん》皮《ぴ》湯《とう》が効く、といわれていますが、これは陽明病の薬です。軽症のうちや、重症でも日本の漢方に則った正しい治療を受けて軽快してきた段階なら適応となりますが、長年患っていて悪化しており、腹水がたまっているような人がこれを服用しても良くならないばかりか、水下痢がひどくなるなど逆効果です。

精神疾患も日本の漢方が奏効

西洋医学では脳に問題があるとされる精神的な症状にも、漢方はよく効きます。むしろ私は精神疾患に対し根幹治療ができるのは漢方しかないのではと思っています。

代表的な精神疾患であり日本でも有病者が多いうつ病を例に挙げれば、西洋医学的に考えるとうつ病は脳の疾患として扱われ、神経に働きかける薬ばかり処方します。しかしそれで完治した人をほとんど見たことがありません。一生薬を飲み続けないとコントロールできないというのは西洋医学の先生がたも認めています。薬との相性が悪かったり、少し良くなったからと自己判断で薬を減らしたりやめたりしてしまうことも精神疾患ではよくあることですが、そうすることで反動がくるなど悪い方向へ行ってしまうことも心配されます。

一方、日本の漢方の考え方ではやる気が出ずに眠いような、そういううつ状態はまさに少陰病であり、つまりは少陰の位から陽転して脱出できるような治療を行います。したがって乾姜甘草附子《かんきょうかんぞうぶし》や人参が含まれる漢方薬で多くの場合好転します。そして治療が完了すればたいていは薬をのみ続ける必要はもうありません。完治へ導けるのです。

少陰位は体の内腔に位置し腸を取り囲むため内臓環境に直接影響を与えます。消化管と脳は関係があるということは近年、西洋医学でもいわれ始めています。もともとミミズやナマコのような原腸生物は腸しかなくて、そこの神経節が分化して脳になったという説もあります。このことからもうつ病が少陰の治療で良くなるというのは筋が通っていると思うのです。

ただし漢方での治療をするにあたっては服用している西洋薬は強い習慣性があるものばかりなので、なかなか向精神薬をやめられるところまでもっていくのが難しいことがあります。しかも漢方にたどりつくまでの治療経緯が長かったり薬を何種類も服用している人が多いのです。

昨今は子どもにもうつ病が増えています。また不安や恐怖心が強いなどの神経症のような症状に悩み受診するケースも目立ってきています。

そういった子に少陰の漢方治療をすると、引きこもり気味だった子も学校へ通えるようになります。子どもは大人に比べると、西洋医学でうつ病やほかの精神疾患と診断されても、薬の種類や量は子どもということもありできるだけ増やさないよう考慮されていることが多いので、漢方治療への切り替えがスムーズにいき、早い効果が期待できます。

ちなみに、子どものチック症も腸管を整え気血水の巡りを良くすることで、治ることが多いです。

ただし、漢方治療全般にいえることですが西洋医学でいうところのエビデンスは十分なものがありません。漢方がなぜ奏効するのかは科学的には解明されていないのです。

でも一旦治癒を得ればそれ以降薬はいらなくなるのが漢方治療なのです。西洋医学でうつ病を治療しようとすると、長年にわたり薬の服用が必要になる場合が多いことを考えれば、経済的にも体への影響面でも、負担が少ないのはどちらかは一目瞭然です。漢方は体質改善が主で、治療のための医学ではない、という一般にもたれがちなイメージとは反し、むしろ根本から治しているのが漢方なのです。うつ病は脳機能の問題と近年はいわれていますが、そのように臓器にこだわり科学的な解明が進められていてもなお、西洋医学ではうまく治せていないといえると思います。

エビデンスが不足しているために、精神疾患が漢方治療で治るはずがないと、西洋医学では否定的なのですが、そもそも西洋薬も生薬から有効成分が研究されているのですから、もっと漢方の著効例に目を向け、新薬の開発につながるような動きが出てくればいいのにと思います。

うつ傾向から不登校に至った子どもの治療

コロナ禍以降、私のクリニックには不登校の子どもの受診が目立ってきました。考えられる理由としては、外出自粛要請が続き外で遊ぶ機会が減ったことや、学校にも自宅でインターネットを利用した授業形態、いわゆるリモート授業の導入が進み、毎日決まった時間に登下校するという生活リズムが崩れ、体の活動性自体も落ちてしまったために、いざ外出自粛が解除されても無気力で学校へ行く意欲が失われてしまったことが挙げられます。実際に、受診に至る子どもは単なるわがままで登校拒否をしている者以外は、朝起きられない、いつもだるい、なににも興味が示せない、といった少陰病の症状を呈することがほとんどです。通常、子どもの脈は実、つまり力強くはっきり脈打つものですが、うつ傾向がある子どもの多くは微細かつ沈んでおり、体の芯まで冷えている少陰病特有の脈になることが多いです。

小児の漢方治療は、有持桂里『校正方輿輗』の小児門（小児編）に詳しく書かれており、それによると昔は無気力は慢驚風という病名で呼ばれています。そして慢驚風の治療は多く少陰位の薬が用いられています。それには四逆湯もしくは四逆加猪胆汁湯（猪胆汁は消化酵素剤で代用）を使いますがそれだけでは数カ月～年単位の治療になってしまいますので、より早く治療するため江戸時代ではお灸も併用されていました。場所は章門といって左右の乳頭の下あたりに十壮（個）以上、できるだけ長時間据えるというのが当時の標準的な治療法だったようですが、私はもっと簡便にと、携帯用カイロでの代用を試みたところ、これも良く奏効しました。暑がらないかとの心配も杞憂で、少陰の子どもは体が冷えているせいか、真夏にこの処置を行っても気持ちがいいとの反応が多いのです。

こうした漢方薬と灸（カイロ）で、私が治療したうつ傾向で不登校に至った子どもはほぼ全員が２カ月程度で、冷えや不眠、だるさなどの諸症状の改善に至りました。今の世にはそれで元気になっても敢えて登校しないという意思表示をするような子どももいます

貼るカイロの効果的なツボ

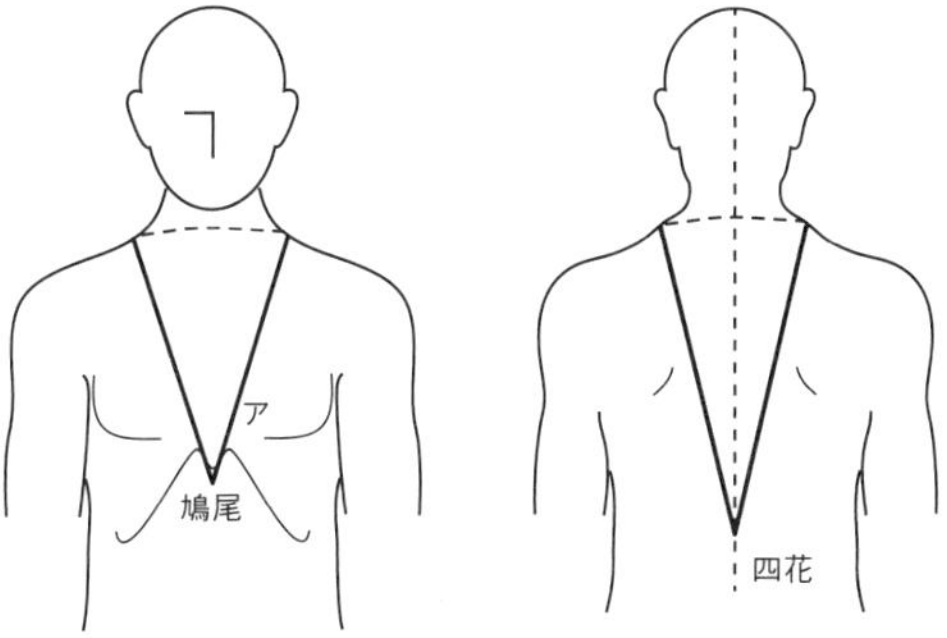

が、元気さえあれば人生のなかで貴重な子ども時代を有意義に過ごせるようになると思っています。私が治療した不登校の子どもの一人は、元気を取り戻してから水泳で才能を開花させ、学生でありながら国体に出場するまでになりました。

なお、携帯用カイロはこの症例以外でも、灸の代用として私は日常診療で用いています。本来、灸は非常に熱いものをいくつも据え、何度も繰り返すと古書には書かれていますが、カイロのような低温かつ灸ほどピンポイントに熱するものでなくても、長時間温めることで効果が得られるようです。貼るタイプの携帯用カイロなら、貼ったまま日常生活が送れますので便利です。

江戸時代に、強い疲労感に対してよく行われていた灸に「四花灸」というものがあります。背中側の、第7～9椎骨を囲むようにしてある四花というツボを温めるのですが、四花の位置は紐を輪にして首からネックレスのように垂らし、先がみぞおちにくるよう長さを調節して、それを今度は背中側に回すことで、ツボの位置を確かめていました。

現代の過重労働あるいはストレスからくる疲労にもこの灸は効きますので、悩んでいたらこのような方法でツボの位置を確かめ、カイロを試す価値はあると思います。

発達障害と思われるケースへの、漢方の試み

近年、メディア等で発達障害が注目されるようになりました。子どもの場合、明らかに周囲となじめない、学習が遅い、などの特性が顕著に出ていれば療育に結びつきケアが受けられますが、発達障害と一口にいってもその内容や程度は千差万別のため、なかには日常生活に支障をきたしながらも療育の対象にはならず、親が苦労しているケースも多々見受けられます。

発達障害は脳の問題といわれますが、漢方の考え方では、人の発達は「腎」がつかさど

るとしています。腎は寿命とも関係しており、腎のエネルギー＝腎気は生まれたときに、その人の総量が決まっていて、加齢とともに減っていくと考えられています。

子どもの発達障害で多いのが、授業中に座っていられなかったり一人で勝手な行動をしてしまったりなどの、いわゆる落ちつきのないタイプです。西洋医学でも根治療法は確立されていない発達障害に対し、漢方治療で落ちつきを取り戻し、健常な子どもと変わりなく生活できるようになったのが次のようなケースです。

落ちつきのない子どもの治療

患者は10歳の男子で、５歳のときに自閉症スペクトラムと診断されたが小学校は普通学級に入りました。しかし授業中に大声を出したり、勝手に動き回ることがよくあり、近年は不登校気味になってしまいました。症状を抑える西洋薬もあまり効かないとのことで、親に連れられ私のクリニックを受診しました。

脈診をしたところ、数脈《さくみゃく》といって脈が速い状態が見られ、寸脈が浮実、つまり力があって浮いてくるような脈でした。なお、寸脈は肺や心臓の状態を表す脈です。一方、腎の状態を表す尺脈は微細、つまり弱々しかったので、この子は心熱（心臓に熱がたまっている）がある一方、腎虚でもあることが分かりました。

心熱は言い換えれば心臓がオーバーヒートを起こしている状態でありますが、心臓は厥陰の位に属しますので、まずは心熱を冷ます治療を行いました。

処方したのは涼膈散という、厥陰による熱を散らすことができる漢方薬です。1カ月のみ続けてもらったところ、1カ月後の再診時に母親が「鼻の下が赤くなっている」と訴えてきました。これは心熱が散って表に出てきたためと考えられます。しかし鼻の下が赤くなったままでは本人も嫌だろうと思い、とりあえずその熱は少陽陽明の熱を下して取ることにし大柴胡湯に処方を切り替えました。

さらに1カ月経って脈診を行うと、右の尺脈が緊実でやや数、つまり下腹部消化管に熱がこもっていることが、脈に表れていました。鼻の下にたまった熱が消化管へと移動したのです。本人もやや腹痛を訴えており、腸癰（腸が炎症を起こし膿がたまっている状態）が疑われたので、大黄牡丹皮湯という漢方薬で便と一緒に膿や熱を下し、炎症を取る治療を行いました。

すると、しばらくして脈が落ちついてきたのです。数脈だったのが、全体的にゆっくりな脈になってきました。それとともに、この子の表情や態度も落ちつきが見られるようになってきました。

そこで熱を下す治療は終了し、保留にしていた腎虚の治療にかかりました。処方は八味地黄丸といい、減ってしまった腎気を補います。通常は、高齢者に処方することが多い薬ですが、発達が未熟な子どもにも適応があります。

この子は初診時から胸の苦しさも訴えていましたが、この治療で腎気が十分に巡るようになったことでその症状もなくなり、治療後はすっかり落ちついて、学校でも周囲に迷惑をかけることなく授業を受けることができるようになったそうです。

〔第5章〕

日本の漢方が難治性・慢性疾患の患者を救う

西洋薬との併用の考え方

私のクリニックに来られる患者は、ほかの西洋医学的アプローチの治療では改善が得られなかった方が大半で、初診時にはすでに種類、量ともたくさんの西洋薬を服用してきています。また中高年以降になると複数の病気を併せ持っており、私のクリニック以外に別の西洋医学の医療機関にかかっている人も大勢います。

漢方で治療を行う際、原則として西洋薬はできる限りやめてほしいというのが率直な思いではあります。西洋薬もルーツは生薬と考えれば、併用は禁忌と断ずるほど治療の妨げにはならないのですが、西洋薬は六病位をふまえて処方されているわけではないので、日本の漢方でいう誤治になっている恐れがあります。また、慢性疾患や難治性の病気において、西洋薬は多剤になる傾向が強いため、それがもとをたどればどんなに生薬だといっても、併用の限度を超えてしまうであろうことが気になります。

実際の治療の場では、今服用している西洋薬の情報をうかがい個別の状況に合わせて相談しながら対応を決めていきますが、六病位に基づいた治療の効果は、西洋薬を一度、やめていただくことで最大限に得られるものと考えます。

漢方薬は食後でも効果に変わりはない

漢方薬は食前にのむものと思っている人は多いと思います。病院で漢方薬を処方されたときなどに、なぜ漢方薬は食前なのですか、と尋ねたことがある人もいるかもしれません。でもたいていは漢方は昔からそういうことになっているからとか、空腹のほうが効きが良いようですなどと、ちょっと歯切れの悪い回答が返ってくるものです。

それもそのはずで、漢方薬をいつ服用するかと、それによる薬効の違いは実は科学的に比較検討されたことはなく、古い書物に遺された、慣習的に食前のほうが多かったらしいとの記録が「漢方は食前」のよりどころになっているからです。

もっとも、食前か食後かの議論は江戸時代からあったようです。例えば江戸時代の代表的な口訣書（口伝されてきた奥義をまとめた書物）の一つ『醫方口訣集』の著者の一人で、有名な医家である北山友松子が口述した『服薬法』なる短編によると「下半身の症状（足の痛みや腹痛など）には食前服用で、上半身の症状（頭痛や胸痛など）には食後に飲むという慣習はあるものの、そこに理屈があるわけではない。しかし、慣習になっているならわざわざ改めるまでもない」とあります。有持桂里も『校正方輿輗』の婦人門（産婦人科編）でこの一節をひき、婦人科の薬は下半身に効かせるものだから食前が当然であると決めつける医家もいるが、本来はどちらでもよいのではないか、と示唆する文章を遺しています。当時、慣習とされているのみ方に異を唱える者がいて、改めるか改めざるべきかの議論が少なからずあったのであろうと推察されます。しかし薬をのむ時間について統一見解はなく、したがって私も、のむタイミングは気にしなくてよいとの考えではあります。

また、現代では、いつのむかは薬の用法の一つであり、食後に服用と書くと薬を処方する薬局から疑義照会（問い合わせ）がきてしまいますので、仕方ないので漢方薬は食前服用と書くことにしています。

ただ、そのような対応にも問題があり、食前にのみ忘れてしまった患者が、この薬は食後にのんではいけないんだと解釈し、服薬自体をスキップしてしまうことがしばしばあります。2週間分の薬を出して、再診時に脈をみると前回とまったく脈が変わっていない、つまり病状が良くなっていないので、薬はのんでいるかどうかを尋ねると「食前にのむのを忘れ続けほとんどのんでいません」という返事が返ってくるのです。その場合には、食後に飲んでも効果はあることと、食後でもいいので思い出したらすぐのむように、と指導しています。

副作用か、好転反応か

漢方薬は天然の生薬からつくられているので体に優しい、というイメージが世間には浸透しているように思いますが、これは大いに誤解があります。昔、殺人事件を発端に知名度が高くなったトリカブトをはじめ、毒を含む生薬も使われますし、江戸の医家である吉益東洞は薬徴の序文のなかで、病邪も毒なら薬も毒、と言い切っているくらいですから、漢方薬も西洋薬と同じように、正しい処方をしたとしても副作用として好ましくない症状を引き起こす可能性はあります。

一方、病気が治っていく過程でそれまでにはなかった新たな症状が出現することもあります。落ちつきがない子どもの症例中、鼻が赤くなったくだりがこれにあたります。このような場合、薬が合わないのかもと服用を控えてしまう人も多いのですが、この例では止めなかったお母さんの英断といえます。これは病邪が体の奥から表へと移動してきたサインなので好転反応といいます。

副作用か、好転反応か。これは漢方の正しい知識がないと、医師であっても区別をつけるのは困難です。また、好転反応かもしれないと内心思っていたとしても、患者から不快な症状が出たと訴えがあればなんらかの対応をしなければクレームになるかもしれないとの思惑も働き、本当は正しい処方なのに薬の量を減らしてしまったり、種類を変えてしまったりということも起こり得ます。

ただ、だからといって新たに出現した症状がすべて好転反応であるともいえず、ましてや一般の人が判断するのはまず不可能です。やはり、漢方に精通している医師のもとで診療を受けるのが最も安心確実ということになります。

疾患によっては西洋医学のほうが早いことも

日本の漢方は適応範囲が広く、西洋医学で手づまりになった病状でも快方に向かわせることが可能ですが、西洋医学に任せるほうが治りが早いケースももちろんあります。

私の今までの診療経験からいえることは、治療対象がはっきりしているもの、つまり限局性（限られた範囲にとどまっている）の病変は、西洋医学的な処置をするほうが早いと考えます。

例えば大きな腫瘍は、良性にしろ悪性にしろ、まず手術で取り去るほうが腫瘍が周辺組織へ及ぼす影響も少なくてすむことが考えられます。もちろん持病があったり衰弱していたりなど、全身状態が悪ければ手術ができないこともありますし、腫瘍が大きく器官や組織を圧迫していて手術のリスクが高いケースは、先に薬物療法や放射線など腫瘍を小さくする方法がとられることもあります。またなかには体にメスを入れることに抵抗がある患者もいますので、その場合は漢方薬で少しずつ散らしていく方法を検討することもあります。こうした個別の事情を除き手術の難易度がそう高くなく、患者への負担もあまりかからないのなら、外科的な処置を受けるほうが患者へのメリットが大きいと考えます。西洋医学の手術も、切開はできるだけ小さく、という方針で近年は腹腔鏡、内視鏡など体に負担の少ない方法が普及してきています。

骨折や腱・じん帯の損傷など、明らかな局所の疾患も同様です。ただしこうした整形外科的な疾患は、西洋医学での治療後、画像検査では治癒が認められるにもかかわらず、慢性的な疼痛や動かしにくさ、しびれなどが起こり悩まされることも少なくありません。そうした症状には漢方薬が良い適応になると考えます。

治療の前に食養生!

よく聞く言葉に、人は健康と病気の間に未病というどっちつかずの状態があり、それを放置すると病気になる、だから未病のうちに治しますなどといわれます。そして西洋医学では病気と診断がつかないと治療の対象にならないが、東洋医学なら未病から病気に進展する前に治すことができるとの流れで、漢方薬の活用が呼びかけられたりもしています。

確かに、病気の前兆を見逃さず早めに手をうち、予防ができればその人には大きなメリットですし、その心掛けは非常に大切です。そして多くの人が、漢方と聞くと体質を改善するなどで病気を遠ざける体づくりに向いているかのようなイメージばかりをもっているのではないかと思います。

ところが実は、日本の漢方には予防のために薬を用いる考え方はあまりありませんでした。

江戸前～中期に活躍した古方派の医師　後藤艮山は、著述『師説筆記』のなかで一回の肉食は十回の野菜や三服の薬よりも体に良いと明言しています。これはのちの吉益東洞にも影響を与え、病気の予防には薬を使うまでもない、と吉益は主張したのです。

それでは、予防はどうすればといえば、吉益は「穀肉《こくにく》果菜《かさい》こそ精気を養う」言い換えれば食養生することと説いています。

とはいえ現代ではどうかといえば、西洋医学では不定愁訴などの不調に悩む人は多いですし、それを未病と呼ぶならば、本人にはなんらかの不調の自覚はあるわけですから、それを治す目的で受診し漢方薬を使うことは悪いことではないと私は考えます。未病と本格的な病気とは連続しており、その境界ははっきりしていませんから、西洋医学では病気の診断がつかなくても、日本の漢方による四診を行えば病邪のありか、つまり治療の対象が見つかることは十分あり得ますし、病邪が見つかれば日本の漢方では未病ではなく病気ですから、漢方薬による治療が行われることに矛盾はありません。ただし、「十分な食事を損らずして健康になる方法はない」ということも大切な事実なので覚えておいてほしいです。

日本の漢方は先進的な医学

現代の日本は高齢化やストレス社会、食事の欧米化などの生活様式の変化を背景に、いつもどこかしら具合が悪い人が増加傾向にあります。

いわゆる不定愁訴がその代表格で、痛みや凝り、しびれ、めまい、胃腸の不調、倦怠感などのさまざまな症状が強まったり弱まったりするうえ、血液検査や画像検査などで異常が発見されにくいため西洋医学的に原因を突き止めるのが容易ではありません。

一つひとつは誰にでも経験があるようなありふれたものでも、毎日続けば生活に支障が出るほどつらくもなります。しかも日によって起こる症状が違い、その程度も強かったり弱かったりすることが多く、ストレスがたまりメンタル不調に至るケースも珍しくありません。それによりますます体調が悪くなってしまいかねないのが不定愁訴のやっかいな一面です。

西洋医学的には、それぞれの病気はあたかもまったく別もの、違ったメカニズムで起こっていると考えられがちです。そのため患者は内科や整形外科、眼科、耳鼻科、脳神経外科など症状が起こっている部位別に受診して検査を繰り返すことになりますが原因が分からない場合、すぐ精神科の患者だと決めつけられたり、ドクターショッピングに陥ったりしがちです。

しかし近年、西洋医学でも臓器や組織別に違っていると考えられてきた病気のメカニズムを、一つの共通した理論で説明しようとする風潮が強まっているように感じています。

例えば有害物質説というものがあります。これは水銀などの体に有害とされる金属が体内に蓄積し、それが免疫異常を起こすなどして体に不調が現れるとする説です。

腸もれ説も近年ではよく聞かれるようになりました。別名リーキーガットとも呼ばれるこの説では、腸壁の結合組織がゆるんで腸の内容物が体内へもれ出てしまい、それが炎症を起こすとされています。

また、ウイルス説というのもあります。人の体内に潜伏感染しており、普段は悪さをすることがないウイルスが、体力低下などで免疫力が落ちたときに活性化し、感染を広げて炎症を起こすというものです。

これらは体内で目に見えない炎症が起こっているとする点で共通しています。炎症とは外から入ってきた体に害をもたらす物質と、それを排除しようと働く免疫とが戦う結果生じるものであり、それが胃腸に及べば消化不良や便通異常、神経なら痛みやしびれ、脳ならうつや不眠など、全身のあちらこちらの同時多発的な不調のもとになっているとの考え方が今、注目されているのです。

もっともこうした諸説のなかには、医学界でも賛否両論あり、診断や治療法が十分に確立されているともいえません。しかしこれらに共通している、これまでの診療科別、縦割りのシステムでは対処しにくい症状が、一つの原因で起こっているとする考え方は日本の漢方に通じるものがあると感じています。

とすれば、日本の漢方は決して古くさい、時代遅れではなく、時代を先取りした先進的な医療といえるのではないかと思います。ずっと昔から一つの原因、一つの病邪がその居場所とどんな悪さをしているかによって多様な症状が生まれることは分かっていて、実臨床に活かしていたのが日本の漢方です。現代になって西洋医学がそこに追いつき、炎症のメカニズムなどの科学的な解釈が加えられたという見方もできるのです。

漢方の再評価と問題

明治時代に国から見捨てられた漢方は、昭和の特に第二次世界大戦以降、多くの先生がたの尽力もあり、また医療現場でのニーズの高まりも受けて再評価されるようになりました。そして昨今、漢方のチカラへの期待はますますふくらんでいます。

新型コロナ後遺症への治療は顕著な一例です。周知のとおり、新型コロナは発熱や咳、痰などの風邪様症状のほかにも、嗅覚・味覚障害、下痢や嘔吐などの消化器症状、疲労感など多様な症状を呈することが分かってきています。そしてこれらが長期にわたり残る、いわゆる後遺症の存在も世界各国から相次いで報告され、注目されています。

後遺症の原因は免疫系の異常などといわれてはいるものの、まだ解明されていません。しかし後遺症に苦しみ医療機関のコロナ後遺症外来などを受診する患者の傾向として、複数の症状を併せ持っており、日によって症状の内容や強さが変わりやすいことが挙げられ、他覚症状に乏しいことからもいわゆる不定愁訴に似ているとして、漢方薬の得意分野であると評価されるようになってきたのです。実際、漢方薬による改善例も多数報告されており、これにより、一時漢方薬が品薄になる事態も発生しています。

しかしこれは決して喜ばしいことではないと私は考えます。もちろん、漢方薬で症状が軽快した人にとっては朗報ですが、処方する側に正しい知識がないまま、情報だけが先走りして薬さえ確保できればいい、との考えが医療機関に横行しているように思えるからです。

本書で繰り返しているとおり、漢方薬は病気や症状に対して処方するものではありません。脈診や腹診などの、漢方の正しい診察を経て病邪のありかを突き止められて初めて、合う薬を処方することができるのです。

新型コロナ後遺症への漢方の治療症例が今後増えていけば、効かなかったり副作用が強く出たりなどネガティブな報告も増えてくるのではないかと懸念しています。漢方の正当な評価がなされぬまま一時的なブームで終わってしまうとしたら非常に残念なことです。

日本の漢方が日本を救う

西洋医学はここ十数年ほどの間にも高度化が進み、臓器単位はおろか細胞単位、遺伝子単位での検査や治療法が次々と確立されていった印象があります。しかしその一方で、人間全体を診ることの重要性にも目が向けられてきているように思います。

日本では2018年に総合診療専門医が新設され、特定の臓器に限定せず包括的な診療を行う医師の育成に力を入れるようになってきましたが、こうした動きも人間全体を診る医療体制づくりの具体例の一つといえます。

漢方薬も、日本の医療体制のなかでは診療科別に処方されているところがほとんどですが、総合診療科が地域に普及し、そこで漢方薬も使われるようになれば、もしかしたら江戸時代に行われていたような医療の形が再現されるようになるのも夢ではないかもしれません。患者の全身が分かっている医師なら、西洋薬でもそうですが、のみ合わせや重複などを避けた処方ができますし、漢方薬も臓器にとらわれず、その人に合った処方がしやすいと思うのです。

しかし体制が変わるだけでは不十分で、一人ひとりの医師が漢方の知識を深める必要があることはいうまでもありません。脈診や腹診などの漢方特有の診察方法をいちから学ぶのは確かにたいへんではありますが、若い医師で我こそはと思う人にはぜひ、習得していってほしいですし、日本の漢方を絶やさず後世に継いでいくにもそうした人材が望まれるところです。

日本の高齢化は今後さらに進展し、慢性疾患や原因不明の不調を抱える人もしばらくは増加傾向にあると予想されます。平均寿命は伸びていても、医療や介護に依存せず自立した生活が送れる期間を示す健康寿命は約10年短いのが日本の実状です。加齢変化は誰もが避けることができませんし、むしろ寿命が長い分、慢性や難治性の病気や不調とともに生き、余生を生活の質が低い状態で送らざるを得なくなるリスクは高くなるのです。

また、昨今は高齢者だけでなく働き盛り世代にもストレスなどを背景とした不調が蔓延しています。

衛生面では世界に誇れるレベルであり、医療技術も世界トップクラスでありながら、高い健康リスクを抱える日本の人々を救えるのが日本の漢方である、と私は信じています。

高齢者は多くの疾患を併せ持っていることが多く、西洋医学では原因究明が難しい痛みや不調の訴えも多いという特徴があります。

また若い人でも、ストレスを背景とした不調は検査をしても原因が分からないことは多々あります。

そのような病態にも、道筋をつけられるのが日本の漢方の強みです。日本の漢方の正しい理解が進み、医療の発展に大きく貢献できる日がくることを願ってやみません。

おわりに

この本の出版にあたってまず私に課せられた命題は、出版チームのメンバーに短期間で漢方医学についてかなり深く理解してもらうということでした。なにしろ皆ほとんど漢方の知識がない状態からのスタートでしたのでそれにはかなり苦心しました。漢方医学は奥が深いもので、この本に書かれていることは実は漢方医が一生かかって体得するような内容であります。四カ月以上続いた集中講義を行うことは、私にとってもかなり骨が折れる大変な作業でしたが、幸い幻冬舎メディアコンサルティングの皆さんの協力もあり、やっと出版までたどり着きました。もちろん講義の内容すべてを文章に書くことは叶いませんでしたが、難しい内容をよくここまで分かりやすい入門書にまとめあげたと思います。幻冬舎メディアコンサルティング出版チームの丁寧な対応、ご協力に深く感謝いたします。

さて、現在漢方や生薬は世界で注目されており研究の対象になっているだけでなく、ヨーロッパ等で東洋医学を勉強している医師が実臨床で積極的に漢方を使っているという話も聞いています。海外では基本的に西洋医学と東洋などの伝統医学は別とみなされ、それぞれ医師免許をとる必要があるため、漢方での治療を行う側も受ける側もハードルが高いのですが、それでも漢方に大きな可能性を見出し、広めようとする気運が高まっているのです。

日本では、国内の医師免許があれば西洋薬、漢方薬とも処方は可能です。9割方の医師が漢方薬を処方した経験がありますし、医療を受ける側も西洋薬と漢方薬が両方出されることになっても特に違和感をもつことはありません。それだけなじみのある漢方なのに、正しい知識が医療側に備わっているとはいえない状況がもどかしく、本書を出版する大きな動機の一つとなりました。

日本の漢方で最も特徴的な考え方が六病位ですが、これも一般には病状の進行を表す概念としか説明されていないことがほとんどで、病邪のありかを突き止める位どりについては誰も触れていません。しかしこの忘れられてしまった考え方こそ、日本の漢方が西洋医学をしのぐ治療効果を出し得る肝の部分であることは、本書を読んでくださった方であればお分かりいただけたかと思います。

日本のすばらしい医学である漢方の正しい知識、真の実力を次世代に伝えていかなければ、そう遠くない将来、伝統医学としての日本の漢方は滅びてしまうとの危機感すらもっています。ぜひ、医学生でわれこそはと思う人は学んでいただきたいと思いますし、大学教育の場でも取り上げられる機会が増えることを強く望んでいます。一般の方におかれましてはまず漢方に関心をもっていただき、正しい使い方によって治癒が困難とされる病気に対しても切れ味よく奏効し得る治療法であることを知っていただきたい、と思います。皆が漢方への理解を深め、より良い医療を求めるようになれば医学界も変わっていきます。それが日本の漢方の未来を照らす、希望の灯になると信じています。

菅原 健

2023年2月

菅原 健（すがわら たけし）

1997年山梨医科大学医学部医学科を卒業、その後同大学麻酔科に入局。山梨大学医学部附属病院、山梨県立中央病院、青梅市立総合病院などさまざまな病院で勤務をし、開業前の約8年間は同大学病院の漢方外来担当として漢方薬治療に従事する。2011年には漢方治療や麻酔治療に対応した健友堂クリニックを開業。同時に山梨大学医学部非常勤講師となり漢方医学の教鞭を執り続けている。2019年日本東洋医学会奨励賞受賞。2022年からは健康科学大学特任教授も兼任。著書に漢方専門書の「有持桂里方輿輗解説」、「校正方輿輗解説講義（婦人門）」。校正方輿輗解説講義は「月刊漢方療法」に連載中。

本書についての
ご意見・ご感想はコチラ

知られざる日本漢方のチカラ

二〇二三年二月一七日　第一刷発行

著　者　菅原 健
発行人　久保田貴幸
発行元　株式会社 幻冬舎メディアコンサルティング
〒一五一-〇〇五一　東京都渋谷区千駄ヶ谷四-九-七
電話　〇三-五四一一-六四四〇（編集）
発売元　株式会社 幻冬舎
〒一五一-〇〇五一　東京都渋谷区千駄ヶ谷四-九-七
電話　〇三-五四一一-六二二二（営業）
印刷・製本　中央精版印刷株式会社
装　丁　加藤綾羽

検印廃止

Printed in Japan　ISBN 978-4-344-94157-1 C0047
幻冬舎メディアコンサルティングＨＰ　https://www.gentosha-mc.com/